Juntas Contra El Viento

Memorias de una Madre

Ana María Andrade

Copyright © 2021 por Ana-Maria Andrade
Juntas Contra El Viento. Memorias de una Madre

Primera Edición

Library of Congress
ISBN 978-1-7379523-1-2

Portadas:
Pintura sobre lienzo por
JOSE ARTURO ANDRADE

Todos los derechos son reservados.
Ninguna parte de este libro puede ser reproducida o transmitida
en ninguna forma o por ningún medio electrónico o mecánico, incluyendo
fotocopiadoras, grabadoras o sistemas computarizados, sin permiso previo
por escrito del autor. Aunque se han tomado todas las precauciones en la
preparación de este libro, el autor y editor no asumen ninguna
responsabilidad por errores, omisiones o daños resultantes
del uso de la información aquí contenida.

Para Patricia, por haber compartido conmigo estas experiencias.
Por ella, ¡habría ido hasta el fin del mundo!

Agradecimientos

Merecen mi agradecimiento muy especial:

Mi esposo Juan Manuel, por su apoyo incondicional. Su respaldo persistente fue como una roca sobre la cual sentí que en todo momento podía contar para reclinarme. Nunca nos abandonó a nuestra suerte, aún en los momentos de mayor desacuerdo conmigo sobre vías y tratamientos a tomar.

Mi mamá y mi hermano *Ciccio* quienes, desde Venezuela, me ofrecieron amparo constante a pesar de la distancia, en especial durante los momentos difíciles que viví en este peregrinar.

La familia de Juan Manuel quien, desde Colombia, nos brindó su auxilio ilimitado haciéndose cargo de nuestro hijo Roberto, cuando más lo necesitamos.

Mi hijo Roberto quien, con el carisma y la personalidad encantadora que lo caracterizan, iluminó muchos días tenebrosos y lúgubres de mi realidad en aquel entonces.

Mi cuñada Carmen Poleo, invariablemente presente dándome ánimo, apoyo y ayuda absoluta para escribir este manuscrito y publicarlo. Estoy sumamente agradecida de que nuestros caminos se hayan cruzado.

Maryanne Kentz-Sea, *mi Estrella del Norte* quien, sin conocerme personalmente y, desde un continente tan lejano como Australia, fue mi consejera y guía universal, especialmente en los momentos más críticos en los que tuve que tomar decisiones en extremo delicadas sobre la vida de mi hija.

Lucia y Fernando de Larrañaga, amigos del alma quienes, sin pensarlo dos veces viajaron a los Estados Unidos con la familia para acompañarnos y nos ofrecieron todo lo que tenían a disposición, incluyendo su casa durante mi año de estadía allá.

Mis amigos, considerados como mi familia adoptada, por estar siempre pendientes de nosotros, ya sea cuidando a Roberto o a través de sus frecuentes llamadas telefónicas.

Prólogo

Estos últimos veinte años, las personas y la medicina han avanzado mucho informándose, investigando y creando mayor conciencia sobre la influencia tan devastadora que los químicos ejercen en el medio ambiente, y por ende, en el ser humano. No obstante, todavía se escuchan en todo el mundo y por todos los medios de comunicación, casos de personas con síntomas de Sensibilidad Química Múltiple (SQM), que no saben qué camino tomar ni cómo combatirlos por falta de conocimiento y de orientación. Asimismo, estas personas se han deteriorado a un grado tal, que a duras penas pueden mantenerse activas en su comunidad por falta de respaldo y ayuda. Muchos terminan viviendo en su coche o en una tienda de acampar, por no soportar vivir en una casa normal, abandonados por sus familias, amigos y hasta por la sociedad misma por considerarlos "locos".

Las experiencias vividas entre 1995 y 1998 con mi hija debido a su sensibilidad química, me han llevado a escribir estas memorias. Mi objetivo es narrar las vivencias diarias que, como madre desesperada e ignorante sobre el mundo de las alergias, pasé por restablecerle la salud a mi hija. En paralelo, compartir paso a paso la transformación que ella sufrió, hasta el logro de un final exitoso.

Mi mayor deseo es ilustrar los tropiezos cotidianos ocurridos a través de mi historia, para darles ánimo y esperanza a todas las personas que estén pasando por lo mismo, a no abandonar su lucha y, a seguir en búsqueda de la solución más conveniente para su estado de salud. A los familiares de los enfermos que padecen de SQM, no se den por vencidos muy rápidamente y principalmente, no los abandonen en esos momentos tan críticos que es cuando más los necesitan.

Aspiro a aclarar que este diario no es una obra de literatura y mucho menos el intento de publicar un artículo científico, sino un instrumento de ayuda y contribución para todo el que lo necesite. Mi ideal, es compartir humildemente mis experiencias con el lector, para que éste, si busca ayuda, logre llegar a un final exitoso más fácilmente y en menor tiempo de lo que a mí me tomó.

Anhelo sobremanera esclarecer que todas y cada una de las experiencias tanto positivas como negativas vividas durante esos tres años, enriquecieron mi vida en todo sentido. Me abrieron las puertas a un mundo hasta entonces desconocido, al permitirme colocarme en la otra barrera de la sociedad: la de los incomprendidos o marginados. En efecto, el formar parte de ese mundo de los excluidos, me presentó un panorama más claro del estado físico y desmoralizante en el que muchos de estos enfermos subsisten en su mayoría, incluso de por vida.

Por último, quiero explicar que para proteger la identidad y mantener su completa anonimidad, cambié el nombre de la mayoría de los personajes que menciono a través de mi historia.

Índice

Prólogo..vii

PRIMERA ETAPA (1995-1996) 1
El diagnóstico...3
Vacaciones de verano...6
Un nuevo año escolar...8
Navidad..10
Estadía en el hospital 13
Salida del hospital..16
Nuevo doctor, nueva esperanza...19
La encrucijada 23
El ataque anafiláctico..26
Preparativos 29

SEGUNDA ETAPA (1996-1997) 35
Viaje a Texas...37
El Doctor William J. Rea..40
El hospital ambiental 43
El campamento de viviendas ecológicas 48
La clínica de salud ambiental..57
La comunidad...60
El sauna..70
Visitas...73
La tempestad..76
Primer viaje a New Jersey..78
La vesícula biliar y el tornillo 81
La grama y la gasolina 90
El homeópata 93
Un rayito de sol..95
Experiencias diarias... 102
La visita de Roberto y de la nonna.. 107
Vida social.. 109
La nacionalidad 111
Navidad en el campamento.. 113
Comienzo de año.. 118
Prueba de Fe 121
El hotel... 128
El último intento.. 133
Viaje a New Mexico.. 139

TERCERA ETAPA (1997-1998) 141

Llegada a Santa Fe 143

Visita corta 147

Puertas se cierran, otras se abren 149

El descubrimiento de "El Dorado" 153

Nueva vida en "El Dorado" 158

Primeras experiencias con el NAET 160

El GED 164

El Instituto Universitario Santa Fe 168

La visita de Roberto 172

La visita de la nonna 176

El EMDR 179

La universidad 181

Visita a universidades 184

La gran nevada 186

Sentimiento de culpa 189

Santa María de la Paz 192

Las despedidas 194

La partida 197

CUARTA ETAPA (1998-Presente) 201

"El final corona la obra" 203

2 de julio de 1998 203

"Casa nueva, vida nueva" 205

"Borrón y cuenta nueva" 207

EPÍLOGO 211

PRIMERA ETAPA
(1995-1996)

ANA MARÍA ANDRADE

El diagnóstico
2 de marzo, 1995

«Su hija tiene mononucleosis».

«¡Mononucleosis!», repito en voz alta tratando de entender lo que ese diagnóstico significa, mientras le dirijo la mirada a mi hija que, sentada a mi lado, permanece callada y sin reacción alguna.

Jamás pensé que esa palabra sería el comienzo de mi peregrinar con Patricia. Lo único que sé sobre "mono", como se le llama familiarmente, es que todos los años en el colegio donde trabajo, se nos enferman 3 o 4 alumnas con el virus que lo causa. En general, las chicas reposan un par de semanas y regresan al colegio recuperadas.

«Tiene que terminar los antibióticos para la infección de la garganta y descansar», agrega el doctor.

Sin entender claramente lo que significa estar enfermo de mono, lo único que en realidad repercute en mí de todo lo que me explica es la palabra "descansar". Esa palabra desata con la rapidez de un relámpago, toda una serie de preguntas que desfilan por mi mente despertando una angustia incontrolable. *¿Cómo va a poder descansar? Faltan sólo tres meses para finalizar el año escolar... ¡Los exámenes finales se acercan! No, los exámenes son sólo una de las partes de este rompecabezas tan difícil de armar, que la vida nos está presentando sorpresivamente. ¿Cómo va a hacer con todos los ensayos y presentaciones del coro a capela del colegio del que forma parte? ¿Y las innumerables horas de práctica de piano para el concierto de fin de año? ¿Y cómo va a hacer con las clases de flauta, justo ahora que ha avanzado tanto y que le encanta la profesora? ¿Y las clases de tenis, entrenamiento y competencias a las que ya está inscrita? ¿Y estará capacitada físicamente para el campamento de tenis al que piensa asistir en el verano?*

«¿Quiere decir que debe abandonar absolutamente todo lo que está haciendo en estos momentos?», le pregunto incrédula al médico tratando de no mostrarle mi aprensión.

«Todo depende de su hija. Su cuerpo le dirá hasta dónde puede llegar y qué actividades puede hacer», me contesta él.

El peor consejo que le pudo haber dado a alguien perfeccionista y competitivo como Patricia. No entendí la gravedad de la situación sino hasta mucho después, cuando había pasado demasiado tiempo sin recuperarse.

De regreso a casa, vamos las dos muy calladas: yo, tratando de ponerle un poco de orden al torbellino de ideas que se me cruzan por la mente y ella, con los ojos cerrados por el agotamiento. Acordamos cancelar las clases de flauta, pero no las de tenis ni de piano. Me asegura que podrá seguir con ambas.

Ha pasado una semana más de entrenamiento deportivo, pero hoy al buscarla, la veo tan agotada y exhausta, que la convenzo con todo el dolor de mi alma por lo mucho que significa para ella, de no ir a ninguna otra sesión. Lo más difícil es cancelar el campamento de tenis al que ella ha estado soñando asistir este verano. ¡Era su regalo de cumpleaños!

Para estos dos últimos meses que quedan de clases, la consejera del colegio le organizó un horario restringido, permitiéndole asistir al colegio solamente para las materias académicas que la prepararán para los exámenes finales. Menos mal que vivimos cerca, así yo la puedo llevar a casa cuando termina. La directora del colegio se ha mostrado muy comprensiva con mi situación, pero yo me siento bastante incómoda saliendo y entrando durante el día. La regla del colegio es que los profesores permanezcan en el plantel de 7:45 de la mañana a 2:30 de la tarde. Como sé que a muchos colegas les encantaría salir cuando no tienen clases, no quiero que se corran rumores de que me estoy aprovechando de la situación, ni de que tienen cierto favoritismo conmigo.

*****

La primera semana de junio ha transcurrido. Patricia acaba de terminar los exámenes finales y, gracias a la poca energía que tenía guardada los pasó, salvando a duras penas y con mucho esfuerzo el año escolar. ¡Su segundo año de bachillerato!

Las vacaciones acaban de empezar para mí también y me siento por fin, aliviada de poder dedicarme a investigar más sobre la causa del estancamiento de su estado de salud.

La segunda semana la llevé a la consulta del Dr. Garullo, médico internista que nos recomendaron, para que me diera una segunda opinión. Además de recetarle otros antibióticos, me dio a leer el libro *Coping with your allergies* de Natalie Golos y Frances Golos Golbitz. El piensa que sus síntomas están relacionados con las alergias.

Patricia comenzó ese mismo día el nuevo tratamiento de antibióticos y yo, la lectura del libro. Me pareció interesante porque ofrece muchos consejos prácticos que yo ignoraba sobre productos de limpieza que minimizan las alergias en una casa.

Ha transcurrido una semana y me siento frenética porque Patricia ha empeorado. Su nivel de energía ha disminuido progresivamente, hasta el punto de dormir casi 20 horas al día. Las pocas horas que pasa despierta, las pasa acostada en el sofá y sin comer mucho porque los alimentos le producen indigestión.

ANA MARÍA ANDRADE

Estoy tan desesperada que hoy la llevé a la consulta de un acupunturista que me recomendaron. Después de escuchar los innumerables síntomas que Patricia le describió, decidió darle un tratamiento contra la candidiasis: infección producida por la sobreproducción en el cuerpo de un hongo llamado Candida. Le eliminó todos los productos lácteos, de trigo, las harinas y el azúcar, limitándola a comer pollo, carne, pescado y vegetales.

Vacaciones de verano

Los síntomas generales de Patricia subsisten a pesar del cambio de dieta drástico que hizo en junio. Aprovechando la invitación de unos amigos franceses, decidimos entonces que se vaya de vacaciones un mes a Francia a visitarlos. Ellos viven en un pueblo en los Alpes y el aire fresco de montaña debería ayudarla a reponerse.

Las 4 semanas en Francia trascurrirían sin mejoría alguna y regresó igual de cansada y con los mismos síntomas. A todo eso, se le sumó el que nuestros amigos franceses, preocupados por su falta de energía, pensaran que estaba deprimida y la empujaron a dar paseos, a visitar los alrededores y a participar en fiestas. Ella regresó todavía más frustrada. Lo único que quería hacer era descansar y no lo pudo lograr mientras estuvo allá.

El resto del verano trascurre sin novedad ni mejoría alguna. Aprovecho mis vacaciones para mandarle a hacer más exámenes médicos con la esperanza de descubrir alguna enfermedad causante de todos esos síntomas de fatiga crónica, fibromialgia y reacción a la comida. Sin embargo, todos los análisis resultaron negativos.

La falta de salud no es el único problema que enfrentamos. La relación entre Patricia y su padre se está volviendo muy conflictiva, provocando mucha tensión entre los dos. Juan Manuel se siente frustrado, porque trata de organizar actividades y paseos para que ella disfrute con el resto de la familia y, como ella se niega a salir con nosotros, él cree que es todo psicosomático. Patricia por su parte, se siente muy dolida de que no crea que los síntomas de cansancio total y dolor corporal sean reales. Yo vivo mortificada porque ambos siempre terminan quejándose de cada cual conmigo y no sé cómo equilibrar la situación para que haya armonía.

Este fin de semana, además de tener a mi mamá con nosotros como todos los veranos, nos visitan unos amigos franceses. Decidimos organizar un paseo por un parque muy pintoresco en New Jersey al que acostumbrábamos a ir con Patricia y Roberto, su hermano menor, cuando eran niños. Desde el comienzo, ella se opone al paseo. A pesar de ese detalle discordante, nos dirigimos los siete con las provisiones de comida para tener un buen picnic y, la intención de pasar un día divertido y relajado como lo habíamos logrado muchas veces antes.

Desgraciadamente, el paseo terminó siendo una tortura. Patricia no quiso acompañarnos a caminar por el riachuelo que atraviesa el parque ocasionando confrontación con su padre. ¡Qué salida tan desastrosa para mí! Por un lado, yo trataba de disimular la discusión entre ellos dos delante de nuestros amigos. Por otro lado, mi mamá abogaba por ella para que la dejásemos tranquila y por otro, Patricia lloriqueaba.

¡Nunca más me presto a esta situación!, pienso mientras manejamos de regreso a casa.

*****

Ya estamos en la última semana de agosto y llegó el momento de darle la noticia al equipo de tenis del colegio: no podrá reintegrarse para la nueva temporada. Es un momento devastador para mi hija. Es de extrema importancia para ella el formar parte de ese equipo, por haber llegado a ser la segunda jugadora en tan poco tiempo. En la temporada de tenis anterior, el equipo llegó a ocupar el primer lugar después de muchas competencias reñidas con otras excelentes jugadoras de colegios rivales de New Jersey. Además, todas las integrantes han creado una amistad bastante especial y son sumamente unidas.

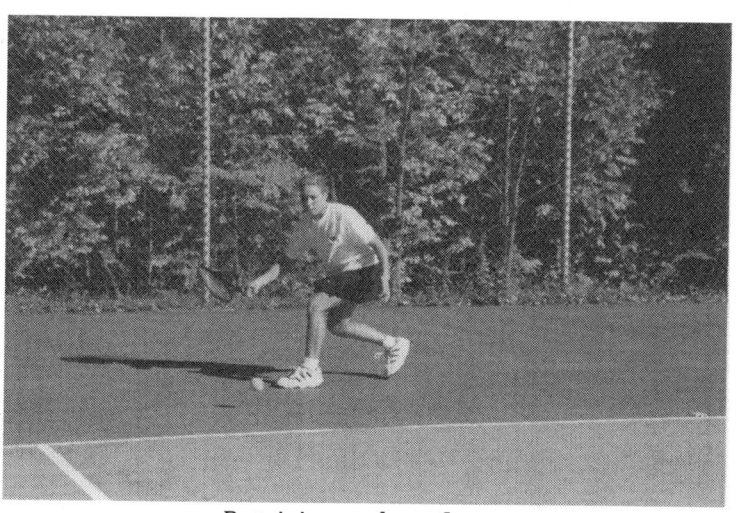

Patricia en plena forma

No sé cómo ayudarla a salir de esa frustración y decepción que comparto con ella y que siento en carne y hueso. El tenis lo ha sido todo para ella desde los 5 años de edad. Juan Manuel y yo la hemos seguido en todas sus etapas, consiguiéndole esa raqueta especial o, ese atuendo de tenis nuevo que le queda tan bien, llevándola a todos sus entrenamientos y diferentes competencias en el estado, observando su progreso, compartiendo su entusiasmo y alegría en cada competencia ganada o, su tristeza cuando perdía. Gracias a todo ese sacrificio, disciplina y perseverancia, ¡Patricia había logrado clasificarse como número 16 del noreste del país!

Un nuevo año escolar

El verano se acabó, llegó septiembre, las clases comenzaron y tuve que integrarme al trabajo. Sin embargo, Patricia sigue muy débil para asistir. Logré también conseguir que le den lecciones particulares en casa para que no se atrase con las materias académicas que va a cursar este nuevo año. Como ella asiste a un colegio privado, ha sido un proceso bastante lento y burocrático, justificar que el distrito escolar del condado donde vivimos subvencione a los profesores: certificado médico, permiso del colegio, visita en casa con interrogatorio exhaustivo a ambas de una comisión de tres personas enviadas por el distrito escolar, para verificar la veracidad del informe.

Lo más difícil, encontrar profesores dispuestos a darle clases particulares en casa. Decidimos que necesita cubrir materias básicas como: matemáticas, inglés, ciencias sociales y teología. Yo la ayudaré con el francés. Después de un sinnúmero de llamadas telefónicas coordinando todo, logro contratar a los profesores.

Patricia pasa mucho tiempo reposando y se levanta sólo para recibir sus clases, que a duras penas puede seguir porque el resto del tiempo duerme. A pesar de todos los tratamientos de hierbas, de homeopatía y de acupuntura, sigue con fatiga crónica, las glándulas inflamadas, fibromialgia, indigestión y sinusitis.

He leído detenidamente el libro que me dio el Dr. Garullo sobre alergias y parece increíble que todos los síntomas que describe coincidan con los de ella. Además, da consejos prácticos sobre cómo crearle a una persona alérgica un ambiente libre de químicos, no sólo con la selección de los alimentos en la dieta, sino también con todo lo que la rodea en la casa: desde la organización del dormitorio, la calidad de la lencería, hasta los productos para limpiar. Según el libro, el sistema inmunológico de Patricia está tan débil que está siendo bombardeado por los químicos que usualmente nos rodean y, que cuando estamos sanos, nuestro cuerpo puede combatir.

Decido entonces tomar medidas: substituyo las sábanas, fundas y cobijas por otras de puro algodón y elimino todo lo que pueda almacenar polvo en su dormitorio, sobre todo los peluches. Al final, no queda ni el más mínimo adorno. Menos mal que a ella en estos momentos, la decoración no la concierne mucho. Su cuarto quedó con lo básico: la cama, el escritorio con un par de útiles escolares esenciales y, la mesita de noche con el despertador. ¡Nada más!

Cada semana, todos los rincones de su habitación, incluyendo las paredes y el cielo raso, reciben limpieza detallada con una mezcla de bicarbonato de sodio, vinagre blanco y agua.

Llegué a convencer a Juan Manuel que comprásemos una aspiradora muy famosa por ser la más potente del mercado para aspirarlo todo. Ni siquiera el más mínimo ácaro, que tanto abunda en los colchones y almohadas, se salva con esa limpieza semanal profunda y meticulosa.

Da la casualidad que nuestro querido amigo Richard Day trabaja para una compañía de aparatos que calculan los niveles de contaminación ambiental en los establecimientos industriales y muy amablemente, los ha traído varias veces para medirlos también en cada cuarto de la casa. Resultado, en todos existe cierto grado de contaminación. Así que ando como detective detrás de un crimen misterioso, tratando de descubrir a "los culpables". Es desesperante que, a pesar del esfuerzo físico de tan minucioso aseo, Patricia siga con todos los síntomas, sin ninguna mejoría.

*****

Justo hoy, 13 de noviembre y día de su cumpleaños, tiene consulta con el Dr. Garullo. Un profundo dolor y una tristeza devastadora se amparan de lo más hondo de mi ser al verla tirada todo el día en el sofá, sin alivio alguno y, sobre todo, un día como éste. Tomo la decisión entonces de organizarle una fiesta sorpresa para animarla. A pesar de que ella no podrá comerlas, resuelvo preparar lasaña y torta de cumpleaños para sus amigas y, para ella, los escasos alimentos que logra ingerir en estos momentos. Creo que hoy no le va a interesar tanto la diferencia del menú como la compañía de sus amigas. Mientras estamos nosotras en el consultorio, sus compañeras de colegio, que no había visto en meses, van a casa a esperarla.

Los segundos de luz que observo en sus ojos llenos de sorpresa, agrado y entusiasmo al entrar a casa y, encontrar a todas sus compañeras esperándola, además del par de horas que pasa complacida conversando con todas ellas, son suficientes para acostarme esta noche satisfecha de haberle ofrecido una velada feliz y especial. ¡Aunque mañana regresemos a la triste realidad!

JUNTAS CONTRA EL VIENTO

Navidad

«¡Llegó diciembre!»

Expresión que escuché año tras año cuando vivía en Venezuela donde nací y crecí, está asociada a un sin fin de usanzas. Lo recuerdo como todo un mes muy especial de preparativos para la muy esperada Navidad.

Desde el comienzo, el país caribeño   transforma su energía en una celebración. El día entero y por todos lados, se escuchan las muy famosas "gaitas zulianas": canciones populares navideñas típicas de Maracaibo, mi ciudad natal.

A partir del 16 de diciembre, da inicio "la novena navideña" con misas de aguinaldos diarias muy temprano por la mañana. Luego, mientras los adultos van al trabajo, los jóvenes siguen los festejos desayunando en casa de los amigos de la barriada, para luego salir a patinar en grupo por las calles del vecindario.

Se prepara una cena especial de Nochebuena con platos típicos navideños como: hallacas, pan de jamón y ensalada de gallina, entre otros.

La celebración continúa hasta los albores del 25, seguida de varias semanas de festejos con la llegada del Año Nuevo y el Día de Reyes.

Por consiguiente, diciembre siempre ha sido y sigue siendo mágico para mí dondequiera que me encuentre. Aunque pasen los años y esté viviendo a más de tres mil kilómetros de Maracaibo, diciembre sigue poseyendo ese encanto que tenía desde niña.

Este año, la llegada de la Nochebuena se nos presenta con un primer dilema: el árbol navideño. No podemos colocar el artificial que utilizamos todos los años, por muy bien guardado que haya estado dentro de una caja en el sótano, sin provocarle reacciones alérgicas a Patricia. Pensamos en la alternativa de comprar un pino fresco y adornarlo con decoraciones nuevas, pero descartamos la idea; le va a provocar los mismos síntomas que éste, ya sea nuevo, viejo, artificial o fresco.

Sin embargo, gracias a la creatividad de Juan Manuel, logramos vencer este contratiempo. Insertó un palo de escoba vieja en una base de madera y a ésta, le pegó un viejo *hula-hup* de Patricia, convirtiéndola en una base completamente redonda. Al extremo superior del palo, le amarró las puntas de varios cables de luces de Navidad que caen en forma de cascada y, le ató las otras puntas a la base. Se ve un poco extraño, pero por lo menos disfrutamos de nuestro árbol sin enfermarla.

En plenos preparativos para la cena de Nochebuena se me presenta otro dilema: la familia Day, que todos los años la comparte con nosotros, tiene un gato y un perro. Por mucho cuidado que tengan en sacudir los abrigos antes de salir, siempre se les queda incrustado uno que otro pelo del gato o del perro en el tejido de éstos. Después de pensarlo detenidamente, les pido con mucha pena que no lleguen a casa con abrigos de piel ni suéteres de lana y ellos muy amablemente, aceptan sin problema.

Hoy es 24 de diciembre y Patricia, a pesar del cansancio, pero animada por las fiestas, decide acompañarnos a misa de Nochebuena antes de la cena. Como en cada Navidad la iglesia se atiborra de gente, decidimos ir temprano para obtener un puesto y asistir a misa sentados.

Justo antes de comenzar, observamos a nuestros queridos amigos Rita y Fred Kentz de pie un poco más atrás. Nos apretamos haciéndoles espacio e invitándolos a sentarse con nosotros. Mi amiga Rita se sienta justo entre Patricia y yo. No pude haber pedido mejor regalo esta Navidad: la familia al completo está compartiendo dicha ocasión tan especial con amigos tan estimados como ellos.

De regreso a casa, Patricia comienza a tener un ataque de asma. Le doy enseguida la medicina apropiada para calmárselo, aunque no entiendo cómo le haya podido haber dado semejante ataque si estaba bien antes de ir a misa. Después de mucho reflexionar sobre la posible causa, me doy cuenta de que el culpable había sido el abrigo de piel que Rita llevaba puesto en la iglesia.

Me siento frustrada y disgustada conmigo misma después de haber previsto tantos detalles para hacerle más placentera la Nochebuena: la limpieza de la casa, el árbol navideño especial, pedirles a los Day cómo llegar vestidos a mi casa, que ellos hayan hecho el gran esfuerzo de venir todos con suéteres de algodón a pesar del frío invernal que tenemos para no ocasionar problemas..., ¡y que no me haya dado cuenta del abrigo de piel de mi amiga Rita!

El resto de la noche lo paso entre el cuarto de Patricia para asegurarme de que tiene controlado el ataque y los invitados, que también se sienten preocupados por ella.

*****

Hoy, 30 de diciembre, regresamos del consultorio del Dr. Garullo con muy malas noticias: Patricia ha perdido más del 20 % de su peso en muy poco tiempo. Cada día puede comer menos y menos. Él sugiere internarla en un hospital y alimentarla a través de un catéter para complementarle los nutrientes y calorías que la poca comida que ingiere no le está proporcionando.

Juan Manuel y yo estamos con los nervios de punta porque a pesar de ser una intervención menor, corre el riesgo de sufrir un colapso pulmonar. Tenemos que tomar la decisión para el 3 de enero. La

JUNTAS CONTRA EL VIENTO

atenderán mejor en el hospital si ocurre enseguida después de Año Nuevo.

Atormentada por esta decisión tan importante en la que me juego la vida de mi hija, le envío un fax a Maryanne Kentz-Sea que vive en Australia, pidiéndole consejo.

Maryanne es la hija mayor de mi buena amiga Rita, quien siempre me ha contado que su hija había pasado por problemas similares, causantes del deterioro de su salud, pero que se había recuperado. Sin embargo, nunca me ha sabido describir con precisión los tratamientos que su hija había seguido para sanar.

No creo que Patricia llegue a esos extremos. Lo que tiene es una simple alergia a ciertos alimentos, había llegado a pensar tantas veces y nunca me había molestado en indagar más.

Sin embargo, cada vez que le he mencionado diversas reacciones alérgicas que Patricia ha estado sintiendo, ella siempre me ha contestado: «Son las mismas reacciones que Maryanne tenía cuando estaba enferma».

Un día, después de comentarme por enésima vez sobre las alergias y síntomas tan parecidos que ambas tenían, me dijo: «No quiero alarmarte, pero realmente creo que tu hija tiene la misma enfermedad de Maryanne. Aquí tienes su número de teléfono y de Fax por si necesitaras comunicarte con ella».

Había tomado la información restándole importancia. Nunca pensé que Rita estaría en lo cierto y que yo llegaría algún día a necesitar desesperadamente la ayuda de su hija.

Lo más inverosímil es que no conozco personalmente a Maryanne. Cuando conocí a Rita ocho años atrás, ya su hija vivía en Australia. Todo lo que sé sobre Maryanne es a través de los comentarios que Rita me ha hecho al hablarme de ella.

Al día siguiente, recibo la respuesta de Maryanne asegurándome que está bien internarla ya que la ayudará a recuperarse. Dice que todos los síntomas corresponden a la enfermedad de la "Sensibilidad Química Múltiple", conocida también como "Enfermedad Ambiental". En palabras simples: el cuerpo de Patricia está reaccionando a todo lo que la rodea, no solamente a la comida. Consejo número uno: tengo que estar pendiente de que durante su estancia en el hospital tenga habitación privada para poder controlar lo que la rodea en el cuarto. Consejo número dos: que ponga un letrero en la puerta para que los que limpian no lo hagan con productos químicos demasiado fuertes y, sobre todo, que me ponga en manos de Dios. Esta última frase no la entendí en el momento... ¡Me habría de tomar casi tres años y muchas peripecias, lograr descifrarla!

- 12 -

Estadía en el hospital

El Dr. Heres, gastroenterólogo encargado de Patricia, trabaja en un hospital situado a 30 minutos de la casa. Nosotros nos sentimos bastante tranquilos ya que el hospital, aunque pequeño, tiene fama de bueno y el médico nos ha sido altamente recomendado.

Hoy, 3 de enero y como estaba previsto, nos encontramos los tres allí y con tanta suerte que le asignan habitación privada.

«¡Comenzamos bien! Por lo menos tendremos control de lo que la rodea, aunque sea en el cuarto», le comento animada a Juan Manuel en voz baja.

A las 11:00 llega el Dr. Heres y procede a hacerle una incisión por debajo de la clavícula izquierda para conectarle un catéter directamente a la aorta. Según explicaciones recibidas, como es una vena gruesa le facilita la entrada del suero con los alimentos que recibirá diariamente: una botella de minerales, otra de vitaminas y otra más de lípidos.

Es la primera vez que Juan Manuel y yo asistimos a una intervención quirúrgica.

«¿Viven lejos?», nos pregunta el médico mientras procede con una habilidad y rapidez increíbles a la inserción de la sonda y costura de la incisión.

«¿En qué trabajan ustedes?». Una serie de preguntas seguidas de comentarios para entablar conversación y distraernos.

Juan Manuel y yo seguimos con la mirada todas las manipulaciones que hace respondiendo apenas sus preguntas y comentando casi sin pensarlo. Nuestra atención está concentrada en todo lo que le está haciendo a nuestra Patricita.

Le dirijo un segundo la mirada a Juan Manuel y lo veo palidecer. Pienso que se va a desmayar allí mismo. Creo que él está más impresionado que yo con todo esto. Sin embargo, en pocos segundos reacciona para tomar de nuevo el control de sí mismo.

«La intervención ha sido un éxito. No hay colapso pulmonar», nos comunica el doctor después de insertarle la sonda.

¡Qué alivio!, pienso. Mi mayor temor desaparece con esas palabras mágicas.

Todas las tardes, me voy directamente del colegio donde enseño, al hospital para llevarle algo de comida sencilla y sin salsas, como arroz blanco, quínoa, vegetales al vapor, etc., porque no puede comer la que sirven allí. Juan Manuel también llega, aunque un poco más tarde y así nos turnamos para también atender las actividades de su hermano Roberto, de 12 años.

JUNTAS CONTRA EL VIENTO

Segundo día de hospitalización. Durante nuestra visita, Patricia comienza a hacer ciertos movimientos involuntarios con la cara: la boca se le tuerce, no puede casi hablar y un ojo se le cierra.

Nos sorprendemos y le preguntamos a la enfermera, la cual nos corrobora lo que tememos: le habían dado un calmante estomacal. Esa mañana, se le había quejado al médico de dolor de estómago.

Ese es el comienzo de una larga lucha con Patricia para que no pida medicamentos sin consultarnos. Acordamos con ella que lo piense bien antes de quejarse de dolor de estómago con cualquiera.

Hoy es el cuarto día de hospitalización y Patricia recibe una sorpresa agradable. Sus amigas del equipo de tenis la han venido a visitar y le han traído entre otros regalitos, un bellísimo girasol, la flor simbólica del equipo.

Las chicas pasan la tarde conversando con ella y a los diez minutos de haber terminado la visita, comienza a faltarle la respiración, a toser y a llorarle los ojos. Muy extrañados, buscamos por cada rincón del cuarto la causa. Después de media hora de escudriñamiento intenso, nos damos cuenta de que la flor, que se encontraba en el rincón opuesto a la cama, había sido la causante.

Otra revelación más para mí. *No me puedo descuidar ni un minuto... hasta lo más inesperado y sin importancia puede provocarle reacción,* pienso mientras procedo a deshacerme de la flor.

*****

Han transcurrido dos semanas de hospitalización y Patricia ha estado recibiendo nuestras visitas "contra viento y marea". Expresión nunca mejor dicha ya que este enero es el invierno más nevado que hayamos conocido desde que residimos en los Estados Unidos. La gobernadora de New Jersey se vio obligada a declararlo en estado de emergencia. Nuestra camioneta es uno de los pocos vehículos que rueda hoy por esas calles y autopistas además de las ambulancias y la policía. Yo, que le tengo pavor a manejar en la nieve, me dirijo cada tarde al hospital rezando hasta llegar.

«Patricia aumentó 9 kilos. Eso significa que puede dejar el hospital», nos anuncia el Dr. Heres después de una consulta con él.

Se la ve mejor y con mucha más energía. Asimismo, está desesperada por irse. Se aburre sobremanera porque la tienen en una sección del hospital donde sólo hay pacientes de edad avanzada.

Además de estar contenta por el progreso que ha dado, me siento aliviada porque por fin no tendré que manejar entre tanta nieve, ni transitar por un impresionante sobrepaso estrecho y muy empinado, que termina con una curva y bajada peligrosas para llegar al hospital y, que a cada atravesada parecería que me esperara desafiante. Siempre que paso por allí sudo la gota gorda porque le tengo pavor a perder el control del coche. ¡Hasta ahora se ha portado muy bien mi camionetita y espero que siga así!

Salida del hospital

Regresamos a casa muy esperanzados: los estudios que le hicieron del sistema digestivo son normales. Sin embargo, uno de los exámenes mostró que ciertas glándulas del sistema endocrino no le están funcionando bien, así que tendremos que consultar a un endocrinólogo.

Ha pasado una semana desde la salida del hospital. A pesar de haber subido 9 kilos y tener bastante energía, Patricia sigue con los mismos síntomas digestivos. Esta vez, no contamos con la ayuda del suero que la alimentó la semana anterior durante su estadía en el hospital.

Volvemos a la vieja lucha con la comida: le preparo pescado y le cae mal, le preparo pollo y también le sienta mal y así, voy probando plato tras plato preparándoselos de mil maneras. Sin embargo, todo le da indigestión. Como consecuencia, su dieta comienza a limitarse y cada día puede comer menos y menos.

Está también reaccionando a muchas otras cosas que la rodean en la casa, como por ejemplo al periódico. Además, le regresaron los dolores de fibromialgia.

Sigo llevándola a la consulta del Dr. Garullo. Juan Manuel le tiene confianza, pero el médico no sabe qué más hacer por ella y nos sugiere que lo de Patricia sea probablemente psicosomático. Sin embargo, nos da el nombre de un endocrinólogo, el doctor Estay, para comprobar que el mal funcionamiento de su sistema endocrino no sea el causante del estado en el que se encuentra.

Mientras, el acupunturista la sigue tratando y eso le alivia los síntomas cuando está en crisis. Aunque, Juan Manuel no está muy contento con esas consultas; no cree en la medicina alternativa, ni en la homeopatía y mucho menos en la acupuntura. Yo no sé qué camino tomar; hemos consultado a tantos especialistas médicos y ella no ha dado señales de mejoría.

No ha podido regresar al colegio y sigue tirada en el sofá todo el día como un saco de patatas; apenas con energía para levantar un brazo. En mi búsqueda por encontrar las posibles causas de su estado, me paso cada minuto libre llevándola de un médico especialista a otro sin ningún resultado alentador.

Menos mal que las clases y otras actividades del departamento en el colegio me distraen un poco. En los escasos momentos libres se me presentan un sin fin de imágenes aterradoras sobre posibles emergencias que Patricia no pueda enfrentar sola en casa.

Para mí es un alivio cuando tiene clase con uno de los tutores porque sé que tiene compañía. Los días que no recibe a los profesores, me doy una vuelta por casa al mediodía, aunque sea por poco tiempo, para asegurarme de que todo esté bien y calmarme un poco.

¡Gracias a Dios que vivo a sólo 8 minutos del colegio!, me repito siempre.

*****

Hace tres días llevé a Patricia a la consulta particular del Dr. Estay, el endocrinólogo recomendado por el doctor Heres, quien después de examinarla me diría:

«¡El caso de su hija es fascinante! Voy a consultar con un colega que es toda una eminencia en endocrinología de la universidad de Harvard, para que me dé su opinión».

Hoy, el Dr. Estay me llama como me prometió y también para recetarle unas hormonas.

¡Alerta!, me previene el cerebro.

Yo siempre he estado en contra de la experimentación con hormonas y aún más, en el estado de debilidad en el que Patricia se encuentra en estos momentos.

«¿Son hormonas naturales?», le pregunto.

«No, no lo son, pero son muy suaves. Además, le voy a dar la dosis mínima. Deberían ayudarla a poner en marcha todo el sistema hormonal que en estos momentos lo tiene estancado».

«Patricia está muy débil, es excesivamente sensible y, reacciona a todo lo que no sea natural. En estos momentos no se le puede dar ningún medicamento y mucho menos hormonas. Podríamos esperar a que su salud general mejore antes de experimentar con ellas», le sugiero.

«Señora Andrade, mi especialidad es la endocrinología. He consultado el caso de su hija con un colega muy famoso y ambos consideramos que este tratamiento debería ayudarla».

Como yo sigo muy renuente a sus sugerencias, me tiene casi media hora por teléfono alegando un sin fin de razones con las que yo no estoy de acuerdo y al final, se vuelve hasta agresivo e insultante.

Su mensaje: «Yo soy médico y usted no lo es, así que acate mis sugerencias».

«Lo entiendo perfectamente, pero usted no conoce a mi hija y yo sí la conozco desde hace 16 años. Sé también cómo reacciona su cuerpo. Usted en cambio, no lo sabe porque no la ha visto sino una sola vez durante 30 minutos», le agrego simplemente.

Al final, para demostrarle lo equivocado que está, en lugar de mandarlo al diablo, acepto darle el tratamiento a Patricia como experimento durante una semana.

Ha pasado la semana y tal como lo había presentido, comenzó a tener dolor de cabeza que antes no tenía, más problemas estomacales, vómito y, el cabello se le empezó a caer en forma impresionante.

Decidimos parar el tratamiento y lo que me tiene disgustadísima es que nos haya hecho perder tiempo probando algo que la perjudicó más y, que no necesita en estos momentos de debilidad física.

Regresa a mi mente una frase que me quedó grabada de nuestra primera conversación "El caso de su hija es fascinante".

En aquel instante no había entendido por qué lo decía, pero ahora sí. Para él lo era, porque no tenía ni idea de lo que le estaba ocurriendo al sistema endocrino de mi hija y quería experimentar para aprender sobre ella.

Nuevo doctor, nueva esperanza

Hoy martes, 27 de febrero, nos encontramos Juan Manuel, Patricia y yo en la sala de espera para nuestra primera cita con un nuevo médico, el doctor Alani.

Todo comenzó el jueves pasado mientras esperaba a Roberto a la salida de su colegio. Buscaba una estación de radio interesante cuando sintonicé un programa sobre el Dr. Alani. Les estaba dando consejos a radioyentes que tenían problemas de salud. Me llamó la atención que éstos le describieran síntomas similares a los de Patricia. Además, tiene una clínica en un pueblo situado a media hora de nuestra casa, donde ofrecen tratamientos naturales y ya ha escrito varios libros al respecto.

De regreso a casa paramos en una librería para informarme mejor.

No tengo nada que perder, reflexiono entretanto ojeo los libros escritos por él y compro uno de sus más populares. Mientras más lo leo más me parece que podría ayudarla a fortalecerle el sistema inmunológico.

Estoy muy preocupada porque ella se siente cada día peor. Perdió el peso que había recuperado en el hospital, está más sensible a todo lo que la rodea y sin gota de energía.

Muy esperanzada compartí la idea con Juan Manuel, que aceptó al saber que se trataba de un médico.

Logramos obtener una cita y una vez allí, observamos todo el lugar con detenida curiosidad. Parece una clínica por lo grande.

Tiene varios departamentos:

-La farmacia, donde se pueden comprar directamente todas las vitaminas y reconstituyentes que él prescribe.

-Salas, donde los enfermos reciben los sueros por vía intravenosa. Generalmente estos tratamientos se aconsejan para casos donde el paciente está en una etapa de fatiga muy grave.

-Salas para la meditación, donde imparten clases de relajamiento y yoga.

-Salas de consulta.

El Dr. Alani nos recibe en su consultorio y cuando Patricia comienza a contarle sobre sus síntomas, la interrumpe dirigiéndose a nosotros:

«Tengo muchos pacientes con los mismos síntomas de fatiga y problemas de desnutrición de su hija. Necesita muchos reconstituyentes y vitaminas para fortalecer su sistema inmunológico. Cuando se haya robustecido, las reacciones alérgicas disminuirán hasta desaparecer. Yo puedo ayudarla. Estoy seguro de que mejorará».

JUNTAS CONTRA EL VIENTO

Una luz de esperanza comienza a asomarse en mi vida. Me siento a la vez, dichosa de haber conseguido por fin a alguien que pueda auxiliarla. Al mismo tiempo, estoy intrigada por la novedad de todo este tratamiento que supuestamente le devolverá la energía y salud que tanto le urgen.

Nos invita a pasar a otra oficina donde tiene un microscopio conectado a una pantalla enorme. Le pincha el dedo a Patricia con una aguja y pone unas gotas de la sangre bajo al microscopio. Enseguida observamos en la pantalla las células que la componen.

«En lugar de tener forma redonda y flotar separadamente, sus células tienen formas distorsionadas y algunas están pegadas entre sí», nos explica mientras mueve el lente del microscopio acercándolo a cada célula que nos describe.

«Además, se pueden observar con claridad algunos hongos causantes de la candidiasis flotando entre las células», prosigue mientras nos muestra todas las anormalidades que componen la sangre de Patricia en estos momentos.

Juan Manuel y yo quedamos impresionados y bastante convencidos ante semejante demostración tan descriptiva y contundente. ¡Qué mejor evidencia de su condición que la muestra de sus propias células tamaño gigante! Aunque Patricia no comenta nada al respecto.

Regresamos a casa muy esperanzados y, sobre todo, cargando varias bolsas de vitaminas y nutrientes acabaditos de comprar. Me parece muy práctico; todo lo que se necesita se encuentra allí mismo.

Patricia tendrá que hacer también un tratamiento de vitamina C con suero intravenoso y el proceso toma por lo menos dos horas.

Dos días después, nos encontramos de nuevo en la clínica a las 7:00 de la noche, esperando nuestro turno para que Patricia reciba el tratamiento de vitamina C recetado por el Dr. Alani. Mientras, Juan Manuel regresó del trabajo más temprano para poder encargarse de Roberto.

El departamento de administración de sueros es una sala extensa. Hay varias enfermeras atendiendo a un paciente cada una. Además de nosotras, hay cuatro pacientes en diferentes puntos de la sala, lejos los unos de los otros.

La enfermera encargada de Patricia la manda a sentarse para inyectarle la aguja, pero tiene problemas para conseguirle la vena. Después de varios intentos, logra insertársela y 10 minutos más tarde, la vena se le escapa. Le toca buscar otra vena pinchándola varias veces. Al final, logra encontrar una para terminar de ponerle la solución.

- 20 -

Menos mal que le encontró una vena. La pobre Patricia no se queja para nada a pesar de la tortura por la que está pasando, pienso tratando de ponerme en ese momento en su lugar.

Mientras ella recibe el tratamiento, yo aprovecho para entablar conversación con otros pacientes quienes me comentan, para mi sorpresa, sobre los mismos síntomas de fatiga crónica y reacciones alérgicas al medio ambiente que sufre Patricia. Nunca pensé que hubiese otras personas con el mismo padecimiento en nuestra área.

*****

Han pasado un par de semanas y Patricia no mejora. Sigue perdiendo peso, no puede comer casi nada, está cansadísima y no puede dormir bien de noche. Decidimos entonces que tome las clases de meditación del Dr. Alani para ver si la alivian un poco.

Hoy nos encontramos en la clínica para la clase y llevo una hora esperando en el pasillo, la salida de su sesión.

Al terminar, en lugar de una Patricia relajada, me encuentro con una que me dice apurada: «¡Rápido mami, necesito el inhalador, tengo un ataque de asma!».

Sin entender nada nos dirigimos al coche y una vez más calmada, comienza a contarme:

«Detrás de mí había una señora que llevaba puesto un abrigo de piel. Yo no me había dado cuenta sino hasta que comencé a respirar con dificultad. Miré por todos lados, cuando de repente observé que se encontraba justo detrás de mí. Le pedí que por favor se lo quitara y ella a regañadientes procedió, pero ya era demasiado tarde. Había pasado mucho tiempo cerca de ese abrigo».

«¡Qué furia! ¿Cómo es posible, que, en un sitio como ése, donde la mayoría de los pacientes que reciben tienen sensibilidad ambiental, no les pidan respeto por algo tan básico como eso?», le contesto con una pregunta como si ella tuviese el control de la situación.

Patricia está muy mal para responderme en esos momentos. Aunque, sin esperar respuesta alguna, decido en voz alta:

«¡Me quejaré con el Dr. Alani en la próxima consulta y además, no más clases de yoga!».

Entre todas las preocupaciones que tengo está la de darle la noticia a nuestro acupunturista de que Patricia, además de sus tratamientos, va a comenzar otros con el Dr. Alani. No quiero ofenderlo, pero también estoy decidida a buscarle una solución al problema que se agrava día a día.

Tal como esperaba, él no está de acuerdo con que Patricia siga este nuevo tratamiento.

«Es muy fuerte para ella. No es personalizado. Les dan los mismos sueros a todos los pacientes. Además, sus vitaminas y reconstituyentes contienen conservantes químicos para prolongarles la fecha de vencimiento. Estoy seguro que ella reaccionará a esos químicos», me dice al contarle de mi decisión durante una de las consultas.

Yo no le contesto. Estoy de acuerdo con él con respecto a los químicos que incluyen los sueros del Dr. Alani. Pero no me atrevo a decirle que con su acupuntura y homeopatía él tampoco ha logrado ayudarla.

Él adivina lo que estoy pensando y me propone una alternativa:

«Yo puedo hacerle un tratamiento de acupuntura para desbloquearle el sistema endocrino, pero es muy delicado: hay que insertarle agujas en la comisura entre el ojo y el párpado. Puedo pedirle consejo a mi maestro y mentor para que me guíe ya que nunca antes lo he hecho. Es probable que allí esté la causa del problema de Patricia».

«Lo voy a pensar», le respondo. No estoy convencida de que ésa sea la solución, pero tampoco sé qué otras vías tomar.

La encrucijada

Durante estos meses he estado intercambiando correspondencia con Maryanne, la hija de mi amiga Rita y, me ha mencionado a una doctora que la ayudó mucho cuando ella se encontraba en estado crítico. Es acupunturista, homeópata y médica, pero vive en el estado de Virginia.

Me viene a la mente y decido llamarla. Ella también cree que Patricia se debe alejar de New Jersey, estar en un ambiente menos contaminado y, seguir tratamientos homeopáticos.

Consultar a esta médica significa ir al estado de Virginia y encontrar un lugar adecuado donde quedarse. ¡Quién sabe cuánto tiempo necesite estar allá! ¿Quién la irá a cuidar en el estado en el que está si apenas puede caminar? Yo tengo que trabajar y encargarme de Roberto. Aunque lo más difícil es convencer a Juan Manuel porque él no cree en la medicina alternativa.

Las relaciones de la familia han estado muy tirantes. Hemos tenido muchas peleas con Patricia porque siente que estamos acosándola a toda hora para que coma y, sobre todo, piensa que no le creemos cuando se queja de sus síntomas. Yo trato de entenderla: tener 16 años y estar encerrada en casa, postrada en cama, adolorida y cansada todo el día, sin casi poder comer, sin ver a sus amigas y, saliendo solamente para las consultas médicas, es como para deprimir a cualquiera.

Casi todas las noches hacia la una o dos de la madrugada, cuando oigo el ruido de la puerta de su cuarto abrirse, me despierto con aprensión preguntándome cuál será el problema del momento. Sé que unos segundos más tarde, la puerta de nuestro cuarto se abrirá y aparecerá ella diciendo: "No puedo dormir" o, "me duele el estómago" o, "me duele la cabeza" o, "tengo asma". Me toca entonces sacar fuerzas de donde no las tengo, e ingeniármelas para encontrarle algún producto homeopático que tenga a mano para calmarle los síntomas. Todo esto sin despertar a Juan Manuel ya que él termina regañándola porque sigue despierta. Todo concluye con una pelea a la que yo tengo que intervenir para calmarles los ánimos a ambos. ¿A esas horas de la madrugada? ¡No se lo deseo a nadie!

Juan Manuel y yo hemos estado discutiendo sobre los tratamientos a seguir, pero tenemos opiniones totalmente opuestas. A regañadientes, él ha aceptado que todo este tiempo Patricia consulte al acupunturista, con la condición de que también tenga a un médico internista como el doctor Garullo, que nos ha estado guiando hasta ahora. Aceptó también al nuevo doctor, el doctor Alani, porque es médico, pero dudo que acepte el tratamiento homeopático que propone la doctora de Virginia y sobre todo, ir hasta allá.

Todos estos meses, he estado leyendo libros sobre pacientes con SQM. El cuarto de Patricia tiene ahora un purificador de aire funcionando las 24 horas, las ventanas de su cuarto están selladas y, sigo limpiando frenéticamente cada rincón con productos naturales. A pesar de todas esas precauciones, ella reacciona cada vez más a todo lo que la rodea. Las pocas veces que sale, lleva una máscara de algodón para protegerse.

La situación está cada día más grave. Patricia, en menos de dos meses, ha perdido todo el peso que había recuperado en el hospital; lo único que puede comer es arroz blanco y brécol. Todos sus síntomas se han agravado. Mi instinto materno me dice que su vida se nos escapa de las manos. Toda la ayuda prometida por tantos especialistas no ha servido para reponerle la salud perdida.

Desde el comienzo de toda esta tragedia, Juan Manuel ha estado investigando sobre cada uno de los diagnósticos presentados por los especialistas médicos consultados. Hemos asistido a diversas conferencias y así estamos aprendiendo poco a poco y con mayores detalles sobre las características de cada diagnosis. Asistimos por ejemplo a la de fibromialgia, que nos aportó mucha información sobre sus síntomas. Sin embargo, nos sentimos muy deprimidos al enterarnos de que existen múltiples causas que producen ese síndrome, sin indicio definido que nos encauce hacia una solución.

Yo por mi parte, he estado leyendo varios libros sobre personas que padecen de SQM. Quiero entender por qué, alguien como Patricia, que ha llevado una vida tan sana, pueda llegar a ese estado de deterioro. Encuentro uno escrito sobre la enfermedad *The E.I. Syndrome* de la doctora Sherry A. Rogers.

¡Los mismos síntomas de Patricia!, razono con asombro.

El mensaje de la doctora por lo que entiendo, es que el sistema inmunológico de un individuo alérgico, al estar en contacto durante años con alérgenos ambientales o alimenticios, es atacado por éstos, debilitándose a tal punto hasta llegar a padecer estas sensibilidades. Lo importante es darle un descanso al sistema, alejándolo de todo aquello que le pueda causar reacción.

Mi mente comienza a arremolinarse esperanzándose de nuevo y decido llamarla. Me dice que atiende a pacientes con SQM, pero que no está capacitada para los casos más graves como el de Patricia. Para éstos, me aconseja pedir consulta en una clínica de salud ambiental en el oeste del país, donde ella misma recuperó su salud. Es el *Environmental Health Center*, en Dallas, Texas, dirigido por el doctor William J. Rea. Sin embargo, hay un problema enorme: la clínica se encuentra en Texas, en el extremo oeste del país y nosotros vivimos en New Jersey, en el extremo este.

Me siento en estos momentos como si fuera malabarista. Hasta ahora he logrado separar la preocupación por este grave problema con mis responsabilidades profesionales, pero no sé cuánto vaya a durar. El colegio es en cierto modo mi escape de la realidad. Por otro lado, mantengo cierta ecuanimidad con Roberto a quien tengo que atender con sus necesidades escolares y actividades normales de todo niño de 12 años. No quiero que este problema lo afecte a él también. Asimismo, tengo que atender los quehaceres diarios, sumados a las consultas y tratamientos de Patricia, además de la coordinación del progreso de sus estudios en casa para que no se atrase.

¿Resultado? Funciono como un robot, de una actividad a otra. Hasta ahora he logrado ser eficiente en todos esos aspectos, aunque se me hace cada día más difícil poder separar mi gran preocupación por mi hija de las otras actividades.

El ataque anafiláctico

Esta tarde, regreso satisfecha de haber encontrado en un almacén naturista las pastillas de fibra que Patricia me pidió.

«Te pude conseguir las tabletas que me pediste. Tenemos apenas tiempo para que te prepares y te lleve a la sesión de acupuntura de las 7:00», le digo.

«Estoy casi lista, sólo déjame tomármela de una vez para ver si me ayuda con el problema de digestión y nos podemos ir», me contesta.

Ella estaba ansiosa por comenzar a tomárselas para ayudarla con el estreñimiento que padece desde hace un tiempo.

«Se me está cerrando la garganta, no puedo respirar bien», me dice de repente mientras estacionamos el auto en el parqueadero del consultorio.

«Trata de relajarte; ya llegamos», le replico.

La subida en ascensor a la oficina, aunque solamente es hasta el primer piso, me parece que toma una eternidad.

¡No puede ser, que le vaya a pasar lo mismo que le ocurrió a Kaitlyn!, me digo en camino.

Kaitlyn era una de las alumnas del colegio, de 15 años de edad y muy alérgica al maní. En una ocasión, probó un plato que había sido preparado con aceite de maní y éste, le provocó un ataque anafiláctico: manifestación alérgica sistémica grave que produce entre otros síntomas, dificultad para respirar. Tardaron mucho en llamar a los paramédicos quienes no llegaron a tiempo a socorrerla y esos minutos sin oxígeno la llevaron a un estado de coma del que nunca pudo salir y no sobrevivió. Fue una tragedia para quienes la llegamos a conocer.

Ese recuerdo vive muy claramente en mi mente a pesar de haber ocurrido hace más de dos años. Sin embargo, le hablo lo más calmadamente posible para que se relaje. Apenas abro la puerta de la sala de espera del consultorio, veo que Patricia está a punto de desmayarse.

Le grito entonces a la secretaria que me mira sin entender:

«¡Se está desmayando, no puede respirar, ayúdenme!».

No sé cómo hizo el acupunturista que estaba con otro paciente en su oficina, pero en cuestión de segundos, salió apenas a tiempo para tomarla en brazos antes de que se desplomara al suelo. La llevó a uno de los cuartos de tratamiento y sin perder tiempo, le dio una sesión de acupuntura de emergencia.

El homeópata que también se encontraba allí en esos momentos, comenzó a suministrarle unos productos homeopáticos mientras yo observaba parada y paralizada del terror, llorando en silencio en un rincón.

Los dos, al ver el estado en el que me encontraba, se acercaron asegurándome que le diera un minuto de tiempo para reaccionar. Efectivamente a los pocos minutos recobró el conocimiento.

¡Dios es grande!, discurro.

¡Todo ha ocurrido tan rápidamente!

¿Qué tal que se hubiese tomado la pastilla durante el día mientras yo estaba en el trabajo o, por la noche o, en cualquier otro momento sin que nadie hubiese podido socorrerla como lo acaban de hacer el acupunturista y el homeópata?, recapacito al reaccionar conmocionada por lo que acaba de pasar.

Patricia se queda descansando una hora más hasta recuperarse totalmente. Llamo a Juan Manuel y la llevamos donde el Dr. Garullo para que la examine y asegurarnos que todo esté bien. Parece que las pastillas de fibra le habían causado una reacción alérgica provocándole un shock anafiláctico, parecido al de Kaitlyn.

*****

Estoy en el colegio hoy, pero me siento todavía bajo el impacto de lo ocurrido la noche anterior. Todo este tiempo he tratado de no comentar mucho sobre la gravedad de la situación de Patricia en el colegio. Sólo sus profesores, la consejera y mis colegas del departamento saben que está muy enferma. La creencia de que lo puedo controlar todo se me está desmoronando.

No puedo evitar cierto nerviosismo porque la madre superiora del colegio me cita en su oficina para decirme que se ha enterado de su estado de salud. El colegio donde trabajo, que es por cierto el mismo donde estudia Patricia, es un colegio católico de monjas.

La madre superiora siempre me ha intimidado, así que mi explicación es muy general, formal y sin mucho detalle. Creo que está preocupada porque teme que mi calidad profesional se vea influenciada por todo esto. Mis intenciones son, mejor dicho, las de calmarla y asegurarle que sigo cumpliendo con mi deber de profesora y de jefa de departamento.

Sin embargo, la conversación tomó un giro contrario al que yo imaginaba. En realidad, me había citado a su oficina para ofrecerme apoyo profesional y emocional y, expresó que estaba a mi completa disposición para cualquier cosa que yo necesitase.

De regreso a casa, en el coche y todavía sorprendida por la inesperada conversación con la madre superiora, analizo la situación y no le veo otra salida. A Patricia la están tratando dos médicos, un acupunturista y un homeópata. Le han hecho todo tipo de exámenes y estudios. La han visto más de diez especialistas en New Jersey y nadie ha

JUNTAS CONTRA EL VIENTO

podido socorrerla. Al contrario, está más débil que antes y no creo que dure mucho más en vida.

El estado de impotencia que estoy sintiendo en estos momentos es atroz. ¡No saber qué hacer para ayudarla!

En casa, Juan Manuel y yo nos ponemos a discutir sobre el deterioro de su salud: él, echándome en cara que mis doctores no hayan podido hacer nada por ella y yo, echándole en cara a él, que los suyos tampoco. Le sugiero llevarla donde la doctora que vive en Virginia, pero él está en total desacuerdo porque es un tratamiento homeopático lo que ella propone.

La discusión se vuelve muy tensa y yo le replico:

«¡Es mi hija y tengo que hacer algo para salvarla!».

«¡Es mi hija también!», me contesta Juan Manuel con voz determinada.

Juan Manuel es una persona muy paciente y todos estos años juntos, a pesar de no haber estado de acuerdo conmigo en muchas cosas me ha dejado actuar con libertad. ¡Aunque esta vez no está dispuesto!

Como veo que la situación no tiene otra solución, le propongo consultar al Dr. William J. Rea de la clínica de salud ambiental en Dallas, Texas. Es médico como a él le gusta y no propone tratamientos alternativos. Acto seguido, le muestro con aprensión, sin saber qué reacción tendrá él sobre esta idea tan descabellada, la dirección detallada de la clínica de salud ambiental y el número de teléfono que obtuve. A pesar de que no me dice nada, Juan Manuel está de acuerdo en que la situación es grave y acepta que la llevemos a Dallas.

ANA MARÍA ANDRADE

Preparativos

Hoy es 26 de marzo, 1996. ¡Falta mucho para las vacaciones de verano! Lo más práctico sería esperar hasta junio para llevar a Patricia, pero siento que no va a durar viva de aquí a junio. Decidimos pedir una cita enseguida. Me imagino que alguien tan famoso como el Dr. Rea, tiene lista de espera.

Me contesta la recepcionista:

«Le puedo dar cita el 4 de abril a las 2:00 de la tarde».

No contesto enseguida de lo sorprendida que estoy por la suerte de haber conseguido una cita tan pronto.

«Me encantaría tomarla, pero yo vivo en New Jersey y mi hija está muy grave. No sé dónde alojarnos ni cuánto tiempo nos quedaremos», le contesto balbuceando.

«El doctor tiene unos apartamentos ecológicos que se los alquila a sus pacientes. Están bastante controlados. No tienen alfombra y los limpian con productos naturales. Considere dos semanas para que le haga una buena evaluación. ¿Quiere entonces para esa fecha?».

«Sí, la tomo», le contesto enseguida por miedo a perder esa oportunidad de oro.

Apenas cuelgo el teléfono, un sin fin de preguntas desfilan por mi mente: *¡Dios mío, acepté algo sin antes pensar en las consecuencias! Mi trabajo, ¿Quién va a sustituir la clase de AP de español? ¡Tienen el examen dentro de un mes y medio! Y las clases de francés, ¿quién va a sustituir dos clases solamente?... y los exámenes finales, ¿quién los preparará? El departamento, ¡tengo que terminar de organizar los premios de fin de año! El viaje a Francia con las estudiantes en menos de tres meses, ¿quién va a tomar mi lugar si yo he sido la coordinadora y responsable de todo? Roberto, ¿quién va a encargarse de él a la salida del colegio si Juan tiene que trabajar? ¡Conseguir una reservación para la semana siguiente! Y Patricia, ¿cómo va a sobrevivir tantas horas de avión si cualquier pequeño olor le da asma?* Mientras tanto, mi estado de ansiedad se eleva a una aceleración extrema al no encontrar respuesta a ninguna de esas preguntas.

Estoy a punto de volver a llamar para cancelarlo todo, pero decido esperar a Juan Manuel para ver lo que opina él. Aunque temo que me vaya a recordar la misma lista de problemas.

Sin embargo, su reacción al llegar del trabajo me sorprende...; lo opuesto a lo que me esperaba:

«Hay que encontrar reservación con vuelo directo. Yo me encargo de Roberto después del colegio. Él se puede quedar a hacer deportes y yo lo recojo a las 5:30. Además, va a ser por dos semanas solamente».

JUNTAS CONTRA EL VIENTO

Sus palabras me dan el empuje que necesito para tratar de vencer los obstáculos y problemas que se me vayan presentando. Todos estos meses han creado mucha tensión entre los dos por las ideas tan contrarias que tenemos sobre el papel de la medicina occidental y la oriental en las enfermedades. Su respuesta me muestra que tengo todo el apoyo absoluto y que no estoy sola luchando contra esta tempestad.

Hasta ahora, en todas las situaciones críticas por las que hemos pasado, que haya estado de acuerdo o no, Juan Manuel me ha prestado su apoyo y respaldo incondicionales. Sigue al pie de la letra el lema: "juntos en las buenas y en las malas".

A pesar del poco tiempo que me queda para organizarlo todo, la única obsesión que tengo es cómo va a sobrevivir Patricia las horas de vuelo en el avión. Estoy tan histérica que llamo a Maryanne en Australia para contarle.

«Es muy sencillo, —contesta ella—. Pide que viaje con oxígeno. Yo no viajo en avión a menos que sea con oxígeno y eso que desde Australia a los Estados Unidos es diez veces más lejos. Verás que todo va a ir bien».

Sus palabras me reconfortan un poco, aunque no estoy del todo convencida.

Al día siguiente, le doy la noticia a la directora del colegio que se muestra de lo más comprensiva con el problema. Me dice que no me preocupe, que ella va a encontrar a alguien para tomar todas mis responsabilidades. Ella sabe que si he llegado a esa situación es por algo grave ya que me conoce después de tantos años trabajando juntas.

Juan Manuel consigue pasajes en vuelo directo a Dallas, pero carísimos. No valió el que fuera una emergencia médica. Nos toca organizar lo del oxígeno; tienen que poner la cantidad exacta de acuerdo al peso del paciente. Tanto el Dr. Garullo como el acupunturista nunca han oído hablar de esa clínica ni del doctor. Tampoco les doy tiempo de protestar ni de replicar. Simplemente les cuento sobre nuestros planes.

Hago una cita con la madre superiora para explicarle mis proyectos. Ella me escucha calmadamente y me dice:

«Debes tener fe en Dios. Verás que se te va a resolver el problema».

«Creo que Dios está muy ocupado con otros seres humanos porque no me está ayudando justo ahora que lo necesito. Mi preocupación mayor no es Dios sino lograr que Patricia sobreviva algunas horas en avión. ¿Qué hago si en pleno vuelo le da un ataque de asma? ¡Ese es mi problema!», le digo perdiendo la calma y soltándome a llorar.

- 30 -

«En caso de emergencia, el avión aterrizará en el aeropuerto más cercano y seguirás el viaje en tren. No tienes control alguno porque está en manos de Dios», replica ella.

No sé qué contestarle. Me dejó pensando en la solución del tren. Aunque sería más complicado porque no hay trenes directos, muchas más horas de viaje y la contaminación de las estaciones ferroviarias es igual de terrible. ¡Rechazo esta opción!

El Dr. Garullo nos da la orden para el oxígeno. Pido una silla de ruedas para ambos aeropuertos, pero estoy todavía con la preocupación de que le pase algo durante el vuelo. Por lo menos cuento con la presencia de Juan Manuel que decidió viajar él también para la consulta.

Por la noche, cuando me muestra las reservaciones de avión que ha hecho, me dice:

«Decidí viajar en otro vuelo diferente al de ustedes, por si uno de los dos aviones se estrella. Si le llegase a ocurrir una catástrofe a una de las dos aeronaves en las que viajamos, por lo menos queda uno de nosotros dos vivo y Roberto, que se quedará en New Jersey durante nuestra estadía en Dallas, no queda huérfano de ambos padres».

En toda mi histeria y obsesión con la salud de Patricia, no me ha pasado por la mente la posibilidad de que nos pueda ocurrir algo a los dos durante el viaje. Estoy totalmente de acuerdo en viajar en vuelos separados, aunque allí es cuando me siento presa de pánico.

¡Voy a viajar sola con ella y, no voy a tener siquiera el apoyo moral de Juan Manuel durante el viaje en caso de emergencia!, pienso.

Casi le propongo que cambiemos, que vuele él con ella y que yo los encuentro al día siguiente para la cita.

Lo razono, aunque no me atrevo a compartir con él mi pavor a viajar sola con Patricia.

Esta será, además, sólo la primera de una serie de pruebas por las que pasarán mis límites, fuerzas y particularmente mis flaquezas.

El vuelo está previsto para llegar a las 7:00 de la noche a Dallas el 3 de abril y, la cita con el doctor es a las 2:00 de la tarde del día siguiente.

La incertidumbre se adueña de mí: *¿Dónde pasaremos la noche en las condiciones en las que está Patricia? ¡Está reaccionando a todos los olores, perfumes, alfombras, humo de cigarrillo... ¡Todo eso abunda en los hoteles!*

De repente, recuerdo que Lucia y Fernando de Larrañaga viven justamente allá, en las afueras de Dallas. Lucia y Fernando son amigos de infancia de Juan Manuel. Cuando nosotros llegamos a los Estados Unidos, ellos vivían en el estado de Connecticut a dos horas y media de New Jersey. Llegué a conocerlos yo también y nuestra amistad se afianzó de tal manera que pasábamos juntos todas las fiestas más importantes:

nosotros en Connecticut o ellos aquí. Entre los muchos viajes y excursiones juntos, habíamos también pasado semanas esquiando los ocho en Vermont. Ellos tienen dos niñas gemelas de diez años de edad, Laura y Pilar. Hace varios años que se mudaron allá por trabajo y no los hemos visto desde la mudanza. Es la oportunidad de reunirnos de nuevo.

Hoy domingo aprovecho para llamarlos y con tan buena suerte que me contesta Fernando. Digo con tan buena suerte porque ya no viven allí. Se mudaron a México hace más de un año y Fernando se encuentra en el país este fin de semana de pura casualidad. Mantienen la casa donde habitaban antes y él va a menudo los fines de semana para asegurarse de que todo esté en orden ya que la vivienda se encuentra vacía.

Le explico nuestra situación y enseguida me dice:

«Nos encantaría verlos. Es más, le digo a Lucia que se venga con las niñas unos días de vacaciones. Estaremos en el aeropuerto para recibirlas».

¡Queridísimos Fernando y Lucia, siempre tan generosos!, considero.

Más tarde, Lucia me llama desde México para ponerme la casa a la orden. Me explica que no ha estado habitada desde hace un año pero que tiene todo lo indispensable y básico para vivir cómodamente ya que Fernando pasa muy a menudo por allá.

Pienso en la humedad por la que es famosa esa región y sobre todo la casa que debe haber estado cerrada mucho tiempo, pero al reflexionar, concluyo que es sólo por una noche. Sin embargo, estoy tan contenta de verlos de nuevo y de tener amigos como ellos esperándome en el aeropuerto que esa consideración pasa a segundo plano.

Me siento con una suerte increíble: haber encontrado a Fernando en casa justo en el momento de mi llamada, que Lucia se venga con las niñas a pasar unos días para acompañarnos y, además, que vayan al aeropuerto a esperarnos. Ellos, con su generosidad y espontaneidad acostumbradas, no se dan cuenta de todo el impacto que tienen sobre mí y de lo que su presencia, amistad y apoyo representan en estos momentos tan críticos.

Un pensamiento se atreve a asomarse muy tímida y fugazmente a la mente: que Dios esté detrás de todo esto ayudándome. Aunque lo descarto inmediatamente porque sigo creyendo que ahora más que nunca y cuando más lo necesito, me tiene abandonada.

La mañana de la salida la paso en el colegio poniendo en orden mis clases y responsabilidades. Mi amiga y colega Carmen Rahausen se va a encargar de mis clases de español y también, va a tomar las responsabilidades del departamento. Otra colega asumirá mis cursos de francés y otra compañera se ocupará de organizar el viaje.

Antes de salir, Carmen me da un frasquito con agua bendita que ella había hecho traer desde Lourdes. Una profesora del departamento de Ciencias se me acerca también y me da una medallita de su santo de devoción: San Judas Tadeo, el santo de las causas imposibles. Ella cree fervorosamente que la ha ayudado a recuperarse de cáncer.

Hace tiempo que mi fe se ha perdido. Sin embargo, tomo el agua bendita y la medallita agradeciéndoles el gesto tan especial que han tenido conmigo en un momento de tanto desconsuelo.

SEGUNDA ETAPA
(1996-1997)

ANA MARÍA ANDRADE

Viaje a Texas
3 de abril, 1996

Un representante de la aerolínea nos espera con una silla de ruedas al llegar al mostrador de boletos en el aeropuerto. ¡Menos mal! Patricia está tan débil que apenas si puede dar unos pasos. Juan Manuel nos acompaña hasta la puerta de embarque y yo, que estoy sumamente enfrascada en hacerle la situación más cómoda a ella, ni siquiera pienso que de allí en adelante estaré sola.

Entramos de primeras para organizarle lo del oxígeno. Otro representante nos está esperando y me da las instrucciones. Quedo encargada de la operación durante el vuelo y, sobre todo, de vigilar constantemente el flujo del tanque de oxígeno. ¡Qué responsabilidad! Sin embargo, me siento más tranquila de que respire directamente oxígeno puro. Por lo menos no tiene que inhalar olores de perfumes, de aire reciclado, de combustible, etc., que generalmente subsisten en el interior de los aviones.

Llegamos a Dallas a las 7:00 de la noche sin problema alguno, donde nos espera a la salida del avión otro representante con una silla de ruedas. Este aeropuerto es muy grande y hay un buen trecho para caminar. En sus condiciones, ella no podría hacerlo por sí sola.

Allí están Lucia y Fernando esperándonos sonrientes, al lado de la cinta de recogida de equipaje de nuestro vuelo. ¡Qué alegría volverlos a ver después de tanto tiempo!

No viven muy lejos del aeropuerto. Nos toman unos 25 minutos en coche, sobre todo a esa hora de la noche y sin mucho tráfico. Patricia y yo vamos calladas, mientras ellos nos muestran los sectores que vamos atravesando.

La casa de ellos queda en Arlington, una sección residencial en las afueras de la ciudad. Es una preciosidad: elegante, espaciosa y con piscina. El vecindario es primoroso: todo en orden, con jardines meticulosamente cuidados, parece de película. Nos han dejado uno de los cuartos de las niñas.

Como es de esperar, Patricia comienza a reaccionarle a la habitación por la humedad típica de la localidad, del encierro de la casa por mucho que la hubiesen aireado antes de nosotras llegar y, de las sábanas y cobijas que han estado tanto tiempo guardadas en armarios.

Decidimos abrir la ventana para ventilar la alcoba, pero hace frío. Como no podemos usar la cobija que nos dieron, resolvemos que se abrigue con la única sábana que trajimos para cubrir el asiento del avión durante el vuelo. En estos momentos reacciona a todo lo que sea de fieltro, de pelusa o de lana.

La noche se hace interminable. Ninguna de las dos podemos dormir. Yo sufro. Sé que ella se siente mal además de estar pasando frío y, me culpo aún más por no haber traído su propia manta ni almohada. Decidimos que se acueste cerca de la ventana para respirar el aire fresco de la noche y así resistir mejor. Al mismo tiempo, no hay cobija en toda la casa a la que no reaccione y, tampoco quiero incomodar ni preocupar a Lucia y a Fernando. De todas maneras, ellos no pueden hacer nada para remediar la situación. La mañana llegará pronto.

La salida del sol nos indica el comienzo de un importante y nuevo día y, aprovechamos para irnos enseguida al área donde está la piscina: allí hay sol y calorcito. Por lo menos está al aire libre y menos expuesta a la humedad del interior de la casa. Es el mejor sitio para esperar a que lleguen Juan Manuel y la hora de la cita. Más tarde van apareciendo de uno en uno: Lucia, Fernando y las niñas y, a las dos horas, llega también Juan Manuel. Es un momento muy especial para mí: todos reunidos alrededor de la piscina, poniéndonos al día con las noticias y recordando los viejos tiempos.

Roberto se ha quedado en New Jersey con mi amiga Catherine quien muy amablemente se ofreció atenderlo. Ella tiene dos niñas de su misma edad y van al mismo colegio. Además, una de las chicas está en su mismo curso y los tres se llevan muy bien. Por ese lado estamos tranquilos y eternamente agradecidos.

Fernando saca unos mapas de la ciudad para ubicar a Juan Manuel y orientarlo con la búsqueda de la clínica del Dr. Rea. Mientras nos preparamos, Patricia me muestra un brote que le ha salido en la cara.

«Cuando veamos al doctor le preguntaremos», le digo sin entender qué le pudo haber provocado esa reacción, si no se ha movido del patio de la casa en toda la mañana.

Llegamos fácilmente a la clínica gracias al buen sentido de orientación de Juan Manuel. Me sorprende el sitio donde se encuentra: está en plena ciudad, en un lugar muy céntrico, rodeada de calles y avenidas, industrias, etc. No me explico cómo pueda funcionar una clínica de salud ambiental para enfermos con SQM en un área tan urbanizada. Deduzco que esa debe haber sido la única opción que tuvo el Dr. Rea para establecerla cuando la fundó.

Es un conjunto de edificios de oficinas médicas de dos pisos, que se comunican entre sí por veredas y estacionamientos y, una que otra plazoleta con mesas y bancas de cemento. A excepción de diversos árboles, el resto es puro concreto y asfalto.

La clínica ocupa todo el piso superior de uno de esos edificios. Uno no se da cuenta de lo grande que es el inmueble, sino hasta que comienza a pasar por cada departamento.

La entrada principal está en el centro del edificio, apenas saliendo del ascensor. En el ala derecha quedan los laboratorios para todos los análisis de sangre y diferentes pruebas que el doctor ordene y, el departamento de nutrición con algunas oficinas.

Del lado opuesto al laboratorio hay un almacén donde venden productos naturales, desde máscaras, purificadores de aire, filtros de todo tipo, hasta comida natural y libros sobre la SQM.

En el ala izquierda, se encuentra el área principal de recepción, con diversas puertas especiales de vidrio doble por las que no se permite ingresar sino por etapas para filtrar el aire ambiental al entrar. A mano derecha se encuentran dos salas de pruebas (A y B), también protegidas por paredes de vidrio, donde hacen los tratamientos contra las alergias. La sala A es para los enfermos menos sensibles. La sala B es para los enfermos con mayor sensibilidad. Sólo estos últimos tienen acceso a la sala B. Antes de entrar, deben quitarse los zapatos y ponerse botines de hospital desechables.

Rodeando la sala de tratamientos hay un pasillo bastante largo que lleva a un sin fin de oficinas: unas sirven de consultorio y otras, donde les administran suero vitamínico por vía intravenosa a los enfermos más necesitados.

El sauna está localizado en la parte trasera del edificio. Forma parte de uno de los tratamientos de desintoxicación que el doctor prescribe. Está constituido por: una antesala para las vitaminas que hay que tomar antes y después del tratamiento, el sauna, un gimnasio, una sala para masajes y, diversas duchas y vestidores. Todo está muy bien organizado.

Nos atienden enseguida y nos hacen pasar a uno de los consultorios. Los tres avanzamos muy curiosos observando el derredor.

Diferentes enfermeras van y vienen por todas partes atendiendo a enfermos en cada sala. Algunos pacientes poniéndose inyecciones, otros inyectándose suero y otros, esperando su turno para ver al médico. Cada uno parece saber adónde ir y qué hacer, menos nosotros. En realidad, no tenemos una idea muy clara sobre la filosofía y tratamientos del doctor. Lo único que sabemos es que ha tenido pacientes tan graves como Patricia y les ha salvado la vida.

Eso sí, por todos lados hay letreros pidiéndole al público que no use ningún tipo de perfume ni desodorante perfumado.

El Doctor William J. Rea

Por fin hace su entrada el famoso Dr. Rea. Yo lo imaginaba como a un hombre mayor de edad, bastante alto, con canas y anteojos gruesos. Quizás un poco arrogante por la fama mundial que tiene en la comunidad médica. ¡Todo lo contrario! Delante de nosotros se presenta un hombre joven, de estatura mediana, delgado, de facciones finas, pelo castaño y ojos color avellana. Muy sencillo y bastante directo cuando habla.

Comienza a examinar a Patricia y después de breves preguntas rutinarias, le dicta a la enfermera todos los síntomas que observa. Al final, diagnostica que Patricia tiene malnutrición.

¡Eso se ve a leguas! No me hace falta haber realizado semejante viaje hasta aquí para que me repitan lo que ya sé. Lo esencial es que me ofrezca ideas sobre qué hacer para sacarla de ese estado de malnutrición que más de diez especialistas médicos en New Jersey no han logrado en un año, juzgo para mis adentros. Pero mi semblante no muestra mis pensamientos ni sentimientos.

El doctor se dirige a nosotros proponiendo:

«Hay que internarla en el hospital. Está muy débil. Su sistema inmunológico debe descansar en un ambiente totalmente descontaminado. Además, hay que darle un descanso al sistema digestivo. Le haremos un cateterismo para alimentarla con suero».

«¿Por cuánto tiempo?», le pregunta Juan Manuel.

«Digamos que por dos semanas. Todo depende de qué tan rápido reaccione su cuerpo», le replica.

Le da entonces la orden a la enfermera para que la admitan en el hospital al día siguiente. Sin embargo, parece que hay problemas con nuestro seguro médico: no quieren aprobar su admisión por ser nosotros residentes del estado de New Jersey y por encontrarse el hospital en otro estado. Por fin, después de varias llamadas telefónicas y conversaciones entre Juan Manuel y los gerentes de la compañía de seguros, logramos que nos aprueben la orden.

El doctor le examina luego la cara a Patricia y, refiriéndose al brote que le observa, agrega:

«Tiene una reacción alérgica muy fuerte al cloro».

Inmediatamente, yo comento atónita:

«Claro, estuvo toda la mañana sentada muy cerca de una piscina. ¿Quién se lo iba a imaginar, cómo no lo pensamos antes? ¡Increíble!».

«¿Dónde podrá pasar esta noche?», le preguntamos Juan Manuel y yo.

Hubiésemos querido que entrara enseguida al hospital para evitarle el estrés de regresar a la casa, pero ya es muy tarde.

«Tenemos unos apartamentos ecológicos que están bastante controlados y quedan por aquí cerca, justo a una cuadra detrás de la clínica. Se puede quedar en uno de ellos mientras espera ser admitida al hospital», nos contesta.

Le da las indicaciones a la enfermera que hace unas llamadas, contactamos a la gerente del edificio y vamos a visitar el apartamento. Tiene dos cuartos, comedor y sala integrados y, cocina equipada. Lo tiene que compartir con una señora que es muy sensible a los químicos. Yo me siento más tranquila porque va a poder descansar un poco después de todo este viaje.

Dejamos a Patricia en el apartamento al final de la tarde. Después, llevo a Juan Manuel donde Lucia y Fernando para que descanse. Luego, decido regresar al apartamento donde está Patricia para pasar la noche con ella y acompañarla.

Sin nada para hacer en el apartamento esa noche, la curiosidad nos empuja a Patricia y a mí, a abrir la nevera esperando la llegada de su compañera. Nos percatamos de que está llena de comida y productos poco usuales, nunca antes encontrados en las tiendas naturistas concurridas en New Jersey.

Al poco tiempo llega la compañera y nos ponemos a conversar. Es una mujer joven. Tiene familia con dos niños y residen en Texas también, aunque en la ciudad de Houston, a cuatro horas al sur de Dallas. Sin embargo, su sensibilidad tan extrema a los químicos la ha forzado a separarse de ellos desde hace seis meses. Está viviendo sola en este apartamento para recibir los tratamientos del Dr. Rea. Piensa quedarse un par de meses más para terminarlos ya que se siente mejor.

La mañana siguiente me despierto bastante temprano. Voy al baño a cepillarme los dientes y a lavarme la cara. Pienso ducharme y cambiarme de ropa donde Lucia y Fernando: todas mis pertenencias están en su casa. Luego, pienso regresar con Juan Manuel, que ha pasado la noche donde ellos, a recoger a Patricia para ir los tres a otra consulta con el Dr. Rea. Le han hecho tomas de sangre y el doctor quiere ver los resultados.

Cuando regresamos por ella, nos encontramos con que he ocasionado una tragedia sin querer. Delante de la puerta del apartamento se está despidiendo de Patricia la gerente del edificio. Patricia está disgustadísima conmigo ya que la he metido en tremendo lío con su compañera.

«Después de que te fuiste esta mañana, unos quejidos me hicieron salir del cuarto y encontré a mi compañera enloquecida, dando vueltas en círculos alrededor de la sala. Se agarraba la cara con las manos diciendo que tenía que salirse del apartamento enseguida», me informa.

JUNTAS CONTRA EL VIENTO

Yo nunca me maquillo ni uso base para la cara. Simplemente me pongo una muy buena crema hidratante para protegerme. Siempre uso una marca muy conocida y que, aunque es muy cara, le sienta bien a mi piel.

Esa mañana yo fui la primera en usar el baño y el simple hecho de ponerme la crema antes de que ella entrara, aparentemente le había ocasionado una reacción alérgica muy violenta. Me cuenta que la señora se puso tan histérica que llamó a la gerente del edificio para quejarse y tuvo que irse de emergencia a la clínica del Dr. Rea para poderse tranquilizar.

Patricia tuvo que disculparse cien mil veces con ambas y calmarlas, prometiéndoles que yo no pondría un pie en ese apartamento y, que ese mismo día de todas maneras ella se iba.

Quedo atónita ante tan inesperado episodio: *¡Mi crema preferida!*

Una vez en el consultorio, la lectura de los análisis de sangre confirma entre varios químicos, tres tipos de gasolina. El doctor nos pregunta enseguida si el dormitorio de Patricia queda encima del garaje de la casa.

«Sí, ¿por qué?», replico.

«Porque los humos de la gasolina, al prender y apagar el coche con el pasar de los años, han subido por entre las paredes y han penetrado en su cuarto. Por consiguiente, ella los ha inhalado y por eso tiene cierta cantidad en la sangre. Estos resultados corroboran lo que sospechaba. Toda esta contaminación está en su sangre y es uno de los factores que le han debilitado el sistema. He tenido muchos casos similares», nos explica.

Y pensar que llevamos diez años viviendo en esa casa, siempre he estacionado el coche dentro del garaje y ella ha dormido en esa habitación todo este tiempo. Definitivamente es el día de las revelaciones, pienso asombrada con todo lo que voy descubriendo en tan pocas horas.

Esa misma tarde Patricia es admitida en el hospital del Dr. Rea.

ANA MARÍA ANDRADE

El hospital ambiental

El Dr. Rea tiene reservado uno de los pisos de un hospital en las afueras de la ciudad para sus pacientes. Todo está controlado: las ventanas están selladas por fuera para que no penetre la contaminación exterior; el aire que entra en los cuartos es filtrado; las sábanas, cobijas y batas de los enfermos son de algodón orgánico y, las lavan con detergente natural, sin químicos ni perfumes.

La comida no es la misma de la del resto del hospital: está preparada con ingredientes orgánicos provenientes de una tienda naturista contratada directamente por el Dr. Rea. El agua que se toma es agua mineral embotellada en vidrio. El plástico es su enemigo acérrimo.

El equipo de enfermeras está entrenado para trabajar en ese tipo de unidad y tratar a enfermos extremadamente sensibles. Ninguna usa perfume ni desodorante perfumado, ni nada que pueda agravar la sensibilidad de los pacientes.

La mañana siguiente, cuando llega el doctor para proceder con el cateterismo, Patricia se queja de que no ha pasado bien la noche. Sin pensarlo dos veces, el doctor agarra la almohada y llama a la enfermera:

«Tráigale otra almohada, por favor. La chica está reaccionándole a ésta».

Le traen otra... parece que ésa había sido la causante de sus reacciones.

Yo no puedo creer que esté tan acertado. Un sentimiento de tranquilidad me invade por primera vez después de más de un año de incomprensión e ignorancia sobre este campo. Por fin, alguien entiende todas las quejas de Patricia y no nos toma por locas cuando se las describimos. Hasta ahora, todos los médicos que hemos consultado en New Jersey, aunque no lo hayan dicho abiertamente, han considerado todos sus síntomas como psicosomáticos... muchos, ni siquiera los han creído.

El doctor inserta el catéter del lado opuesto al que le habían hecho en New Jersey tres meses atrás. Suspiramos de alivio al terminar la operación; en esta ocasión tampoco ha habido colapso pulmonar.

El doctor quiere que Patricia se alimente únicamente de suero: lípidos, aminoácidos y dextrosa durante dos semanas para darle un descanso al sistema digestivo. Lo único que puede ingerir es agua mineral. Contrario a lo que le proveía el Dr. Alani en New Jersey, este suero contiene ingredientes naturales en su forma más pura, sin químicos para preservarlos. El doctor ha logrado que una farmacia les provea sueros sin conservantes químicos a los pacientes de su unidad.

*****

JUNTAS CONTRA EL VIENTO

Tanto Juan Manuel como Fernando y familia regresan hoy a sus respectivos hogares. De repente, me doy cuenta de que a partir de este momento me encuentro sola para enfrentarme a cualquier eventualidad que se me presente.

A pesar de no tenerlos cerca de mí, estoy tranquila porque siento que hemos por fin acertado de médico. Patricia está en manos de alguien que comprende el porqué de su estado físico. Como no hay muchos pacientes en estos momentos en el hospital, tiene un cuarto para ella sola. Yo duermo por las noches en la casa de Lucia y Fernando, quienes muy amablemente me han dejado la llave para que disponga de ella.

Una noche de descanso y la luz natural de un nuevo día, me dan la energía y el ánimo necesarios para enfrentarme a la realidad del hospital. Cuando llego, me encuentro con una Patricia adolorida debido a la puesta del catéter. Para animarla, le propongo salir del cuarto y caminar por el pasillo, aunque sea por un rato.

En ese mismo momento, nos encontramos con una señora que sale de otro cuarto. Es Betsy, la madre de Ángela, otra paciente del Dr. Rea. Ángela es de la misma edad de Patricia y tiene los mismos síntomas. Fue admitida en el hospital la semana anterior, aunque en circunstancias bastante más dramáticas.

Ángela y su familia son canadienses. Llevan varios años en la misma lucha en su país que nosotros en los Estados Unidos y, con los mismos resultados: ningún médico en Canadá la ha podido ayudar. Decidieron entonces venir a los Estados Unidos para consultar con el Dr. Rea. Sin embargo, a pesar de que el gobierno canadiense financia el 100% del sistema de salud en el país, sus servicios en el extranjero son limitados y no cubría los gastos médicos que incurrirían aquí.

El papá trató de pedirles ayuda a todos los medios políticos, pero sin ningún resultado positivo. Dio ruedas de prensa y declaraciones en varios periódicos y por televisión, sobre la falta de colaboración del gobierno con esta situación que probablemente, causaría la muerte de su hija.

Como último recurso, se puso en huelga de hambre y fue sólo así, cómo logró que los altos funcionarios del gobierno se viesen obligados a hacerse cargo de todos los gastos de hospitalización. La familia había llegado en avión militar facilitado por el gobierno canadiense hacía una semana.

Mientras más converso con Betsy, más se me hace increíble que ambas familias tengamos tanto en común. Ella se ha quedado allí para acompañar a su hija, ¡como yo! Tiene un hijo adolescente que estudia

- 44 -

karate, ¡igual que Roberto! El esposo regresó para hacerse cargo del niño y seguir trabajando... ¡como Juan Manuel!

«Se nos avecina una buena tormenta hoy. Lo estoy sintiendo», me dice Patricia un día.

Está tan sensible, que siente hasta los cambios más mínimos en la presión atmosférica. Yo nunca he podido entenderlo; nunca los he logrado sentir. Tal cual lo ha predicho, a las pocas horas comienzan a anunciarse truenos y relámpagos. El cielo se cubre completamente y nos cae un buen aguacero, cambiando todo el panorama durante unas cuantas horas.

Han pasado doce días de hospital y Patricia sigue estable, aunque no ha subido nada de peso. Parece que le está reaccionando a la dextrosa del suero. Lo único que puede ingerir oralmente es agua mineral.

Ángela, la joven paciente canadiense, en cambio, ha recuperado unas cuantas libras y se ve mejor. Tiene la suerte de no necesitar catéter y de poder alimentarse normalmente. Me impresiona la cantidad enorme de alimentos que ingiere en cada comida. ¡Ni yo podría comer tanto!

Cuando entro a su habitación a visitarla, miro con envidia todo lo que puede tener a su alrededor: peluches, cobijas de lana, periódicos, etc., que el cuerpo de Patricia no tolera. La habitación de Patricia en cambio, está totalmente desocupada en comparación. No tiene sino la cama, el oxígeno, una mesita para el agua mineral, el porta-sueros con las tres botellas y, un televisor montado en la pared dentro de una caja de metal y vidrio. La caja tiene además un extractor por detrás para extraer los humos de las radiaciones del televisor. Parece que los televisores emanan mucha radiación.

Mi rutina todos estos días es acompañar a Patricia en el hospital y a menudo me agarran las diez u once de la noche allá. Desde pequeña, siempre le he tenido pavor a la oscuridad y ésta, es una prueba más que me toca pasar. El hospital se encuentra en una zona no muy segura de la ciudad y el estacionamiento está muchas veces bastante oscuro. Cuando llego a la puerta de salida, me armo de valor, lo atravieso casi corriendo hasta llegar al auto, abro la puerta de un jalón poniéndole el seguro lo más rápidamente posible y, arranco enseguida. El trayecto hasta la casa de Lucia y Fernando es además bastante largo y, siempre temo que el auto se me quede varado en plena autopista.

*****

El doctor ha mandado a decir que necesita hablarme. Hace su ronda médica en el hospital muy temprano por la mañana y, como el resto del día lo pasa en su clínica con los pacientes menos graves, no lo he podido ver. Me he enterado de todo el progreso de Patricia estos días por el informe que escribe en su hoja clínica y, lo que me participan las enfermeras. Decido entonces quedarme a dormir esa noche con ella para poder conversar directamente con él.

«Quiero que Patricia me vea en la clínica para comenzar a hacerle las pruebas y tratamientos de inmunoterapia necesarios para neutralizarle las alergias», me anuncia.

«Pero, ¿cómo hacemos para movilizarla si la clínica queda lejos de este hospital y ella tiene un catéter puesto?», le objeto yo con preocupación y sin entender mucho su razonamiento.

«Puede ir a vivir mientras tanto en el campamento de viviendas ecológicas para enfermos extremadamente sensibles como ella, localizado en las afueras de la ciudad. Está compuesto de remolques habitables y casas rodantes, hechos por dentro de porcelana sobre metal, para que los enfermos vivan cómodamente sin reaccionarle al ambiente. Está totalmente controlado y protegido de toda contaminación ambiental. La cocina y el lavadero de la comunidad quedan en lugares separados para no incomodar a los enfermos y, tampoco se usan fertilizantes con químicos para tratar la grama».

Como yo estoy callada absorbiendo toda la información y tratando de imaginar el lugar, él aprovecha para proseguir.

«Ese campamento es el mejor ambiente para su estado físico. Lejos del ataque constante de la contaminación ambiental, su sistema inmunológico se fortalecerá mientras sigue mis tratamientos en la clínica».

En realidad, Patricia no tiene otra alternativa. No puede regresar a New Jersey ya que reacciona a todo lo que hay en nuestra casa y, no hay ningún otro médico que la pueda ayudar allá. No puede quedarse en la casa de Lucia y Fernando porque reacciona a la vivienda de ellos. Tampoco puede estar en los apartamentos ecológicos de la clínica del Dr. Rea, porque algunos tienen problemas de humedad y están muy cerca de otros edificios y avenidas. En realidad, esos apartamentos los usan los enfermos menos graves.

Parece que habla con conocimiento de causa, razono mientras tomo la decisión de seguir sus consejos.

A pesar del poco tiempo, he reencontrado en este médico prácticamente desconocido y en un ambiente totalmente ajeno al mío, toda la fe y confianza perdidas. Por primera vez estoy frente a alguien que comprende y sabe tratar la condición de Patricia.

«No está de más probar. No tenemos nada que perder. Es nuestra única alternativa ya que nada más ha funcionado. Además, hay muchos testimonios de personas a quienes ha curado. Patricia puede ser otro de sus casos», le cuento a Juan Manuel por teléfono esa noche, al darle la noticia y convencerlo de que sigamos los consejos del Dr. Rea.

Juan Manuel no está muy convencido de que la familia se separe de esa manera. Siempre lo hemos hecho todo juntos. Además, cuando le preguntamos al doctor cuánto tiempo cree él que vaya a durar su estadía, nos contesta evasivamente que todo depende de la rapidez con la que el sistema inmunológico de Patricia reaccione a los tratamientos.

JUNTAS CONTRA EL VIENTO

El campamento de viviendas ecológicas

Juan Manuel accede y yo comienzo desde temprano por la mañana a hacer los trámites para trasladarla al campamento. Está supervisado por una mujer mayor de edad que sufre de SQM y su esposo. Los dos decidieron quedarse a vivir en el lugar y responsabilizarse de todo.

«Hay que tener cuidado al transportar a Patricia. Su cuerpo puede reaccionar al desconectarlo por un tiempo del aparato que le suministra el suero», me dice una de las enfermeras.

«¿No hay manera de evitarlo?», le pregunto preocupada.

Paso el día mortificando a las enfermeras que tienen la mala suerte de preguntarme. Todos me contestan lo mismo: puede que ocurra, como que no. Uno nunca sabe cómo reaccionará el cuerpo. Estoy a la buena de Dios y no sé qué hacer.

Comienzo a cuestionar la decisión de sacarla del hospital tan pronto, pero me aconsejan que no vale la pena seguir allí. No tiene otro acceso a la clínica del Dr. Rea para los tratamientos sino desde fuera del hospital.

Me invade entonces el pánico y comienzo a bombardear con preguntas al personal de reparto. Necesito asegurarme que un socorrista esté presente en la ambulancia por si se produce una emergencia durante el trayecto.

Temprano por la tarde comienzo a rogarle a la jefa de enfermeras que me ayude. Creo que me ve tan desesperada y mortificada que, a última hora, justo antes de que le den de alta a Patricia, se me acerca y me dice que me va a acompañar en la ambulancia, con el pretexto de saludar a una de sus antiguas pacientes que se encuentra en el campamento desde hace un tiempo.

¡Qué alivio tan grande! Poder hacer el viaje, por muy corto que sea, con alguien en quien confiar en caso de emergencia. Salimos a las dos de la tarde. Ellas dos van en la ambulancia mientras yo las sigo en el auto con el corazón en la mano.

¡Si supiera lo agradecida que estoy! No creo que ella llegue nunca a saber el favor tan grande que me ha hecho, razono durante el trayecto.

La enfermera en cambio va muy tranquila. Para ella, es la oportunidad de pasar a saludar a alguien, mientras que para mí, significa que la vida de mi hija está segura en sus manos.

Pasamos por varias autopistas en áreas bastante modernas y de viviendas lujosas. Sin embargo, al tomar la salida para el campamento, el paisaje cambia radicalmente: se hace mucho menos poblado, un entorno muy humilde. Uno que otro pueblito bastante pobre, con casas extremadamente modestas, la mayoría descuidadas, un restaurantito de comida mexicana, una que otra tienda de ropa y artículos de segunda mano y un motel.

De repente, nos salimos de la carretera para tomar un sendero de tierra prácticamente desierto. ¡Qué paisaje tan desolador! No hay casi vegetación, uno que otro árbol. No hay casas en todo el rededor sino antiguos talleres automotores abandonados, con los cacharros de autos viejos estacionados delante y, varios perros callejeros rondando por el camino.

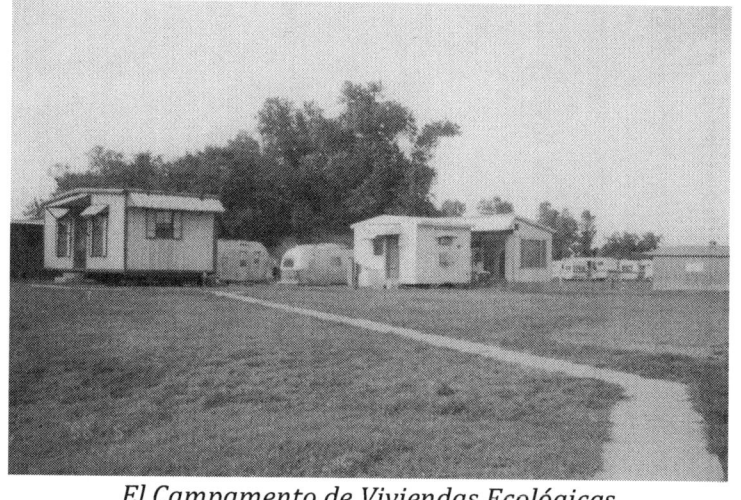

El Campamento de Viviendas Ecológicas

Doblamos a la derecha por otro sendero de tierra: la entrada al campamento. Es una explanada grande en forma circular donde se encuentran las famosas viviendas ecológicas. Están compuestas de remolques de aluminio y casas rodantes de acero, adaptados con paredes interiores de porcelana y colocados por toda la propiedad; algunos en el perímetro del círculo y otros en el centro.

A mano izquierda, hay varias casas rodantes y más al fondo, detrás de la que nos toca a nosotras, hay lo que yo consideraría como un estanque enorme, cuyas aguas parecen no dar ninguna señal de vida acuática reciente ni pasada. Una de las otras pacientes del campamento nos llegaría a contar que hacía muchos años, ella buceaba en él, que el agua era clara, casi transparente y muy limpia.

Pues ha cambiado bastante; está demasiado turbia para que se vea el fondo, pienso yo.

Entre uno y otro remolque hay casas rodantes, del mismo tamaño prácticamente que los remolques.

JUNTAS CONTRA EL VIENTO

Nuestra casa rodante está compuesta de dos cuartos. Cada uno mide unos 6 metros de largo por 3 de ancho aproximadamente y ambos se comunican a través de un baño común. Sin embargo, como hicimos las reservaciones tarde, no podemos instalarnos en ambos cuartos. Las dos ocupamos solamente una de las piezas y, el baño lo tenemos que compartir con una joven de más o menos unos 24 años, que está alojada en la habitación contigua desde hace tiempo.

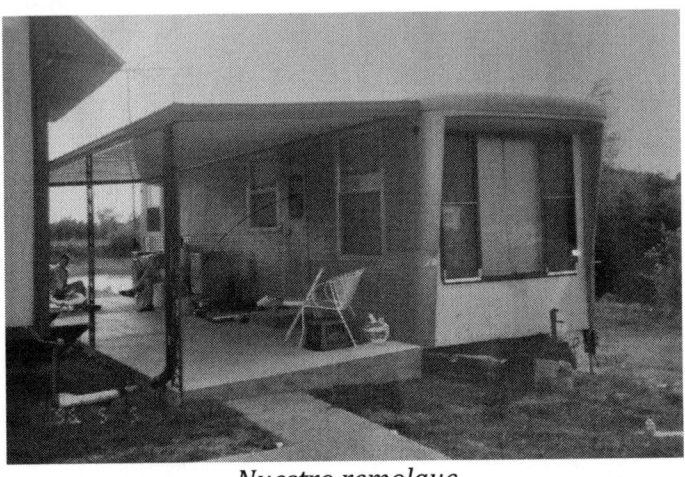

Nuestro remolque

Todo el interior, piso, paredes y cielorraso, es de porcelana amarilla con bordes y techo de metal. La entrada tiene un porche chiquito de cemento, protegido por un techado, donde caben un par de sillas.

Ese porche va a ser mi salvación durante el tiempo que estaremos viviendo allá. A causa de la sensibilidad de Patricia, tengo que dejar absolutamente todas nuestras pertenencias afuera. No puedo entrar nada al cuarto, empezando por la maleta y la ropa que, como han viajado en avión están "contaminadas", así como los papeles, libros míos y demás.

Nuestra pieza tiene dos camas en dos rincones opuestos: una de hospital para Patricia y otra para mí, que más bien es la base de hierro de una cama. Como colchón, hay una pila de nueve colchas bastante usadas de algodón orgánico. Como almohada, usan toallas también de algodón orgánico. Los colchones que el público compra normalmente en los almacenes contienen un producto anti-inflamable derivado del petróleo: alérgeno muy potente para las personas con sensibilidad química. En el campamento, ninguna cama está dotada de colchón para evitarles reacciones a los pacientes.

Las almohadas en cambio, se pueden conseguir en la clínica del Dr. Rea. Son de algodón orgánico y son muy cómodas. Yo me enteraré de

- 50 -

ANA MARÍA ANDRADE

esto mucho tiempo después. Mientras tanto, ¡qué sufrimiento! Para mí, lo más importante para poder dormir cómodamente es tener una buena almohada. Todas las noches pasaré por el ritual de tratar de acomodar varias toallas en forma y cantidades diferentes, sin ningún resultado satisfactorio. ¡Cómo extraño la de mi cama en New Jersey! Es increíble que algo tan insignificante como una almohada, sea primordial para un buen descanso.

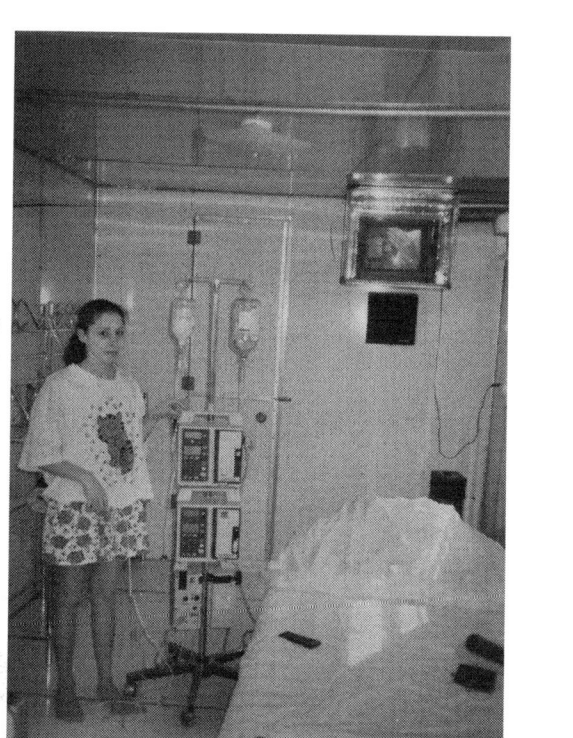

Interior de la vivienda ecológica

En la pared del frente hay una estantería de metal y un televisor colgado del techo, metido dentro de un cubo de metal y vidrio conectado por detrás a un extractor: el mismo sistema del hospital.

Patricia en cambio, se adapta sin problemas. Está tan falta de fuerzas que almohada o no, le da igual. Para ella lo más importante es poder pasar 24 horas en un lugar, por muy pequeño que sea, sin reaccionar a nada.

Al lado de nuestra casa rodante hay un remolque habitable bastante antiguo que sirve de enfermería para los que necesitan suero como ella.

- 51 -

JUNTAS CONTRA EL VIENTO

Detrás de la enfermería hay varios tendederos para la ropa: pasaré muchos fines de semana usándolos para no emplear la secadora de ropa.

Al pasar éstos, hay otra casa rodante, aunque con un cuarto grande que se usaba anteriormente como sala de actividades sociales de la comunidad. En estos momentos está ocupada por otra paciente quien, por no poder tolerar ninguna otra vivienda, se sirve por ahora de ella. Al lado de la construcción se encuentra el único teléfono público del campamento.

Más hacia el fondo y bastante retirada, hay una casa rodante muy lujosa que yo bauticé como "la mansión" de las casas rodantes. Aparentemente pertenece a otra paciente pudiente que la mandó a construir con materiales naturales exclusivos y costosos, pero que nunca la pudo habitar ya que no la toleraba. La tiene allí, vacía, y ella vive en una de las casas rodantes que quedan al lado derecho del campamento.

Al lado de la mansión hay otros remolques y casas rodantes bien apartados, como escondidos. En uno de ellos vive un paciente que, en ningún momento de nuestra estadía, dio muestras de vida. Nunca lo vimos salir de ella. Estoy convencida que el problema de él era que no soportaba a la gente. Al lado del solitario, vive una paciente extremadamente sensible a la electricidad.

La mitad izquierda del círculo tiene varias casas rodantes y remolques y, la mitad derecha tiene otros más. Todas las viviendas se conectan por caminitos de cemento que a su vez desembocan en una vía principal que divide el círculo. A lo largo de esta vía están ubicados la cocina comunitaria, la lavandería y los depósitos del agua.

La pareja responsable del campamento vive en una casa rodante de dos habitaciones. No comparten el mismo dormitorio; ella dice que no se aguanta los ronquidos del esposo. Al lado de ellos hay otras tres casas rodantes, una de las cuales la habita una joven con su mamá. Al lado de ellas, vive la dueña de la mansión.

Me parece haber aterrizado a un nuevo planeta; nada a lo que estoy acostumbrada. Instalo a Patricia con todo el aparato de los sueros en el cuarto. Me toca dejar todo el resto de la ropa, mis libros y otras pertenencias en el porche ya que ella está reaccionando a todo lo que no sea de metal, de vidrio o de porcelana. Por lo menos nuestro cuarto tiene una ventana bastante grande por la que penetra mucha luz.

Me dejo llevar atónita por la encargada del campamento, quien me ofrece una visita del sitio mostrándome las instalaciones, costumbres y reglas del lugar.

«Les aconsejo que los lunes salgan del campamento antes de las ocho de la mañana. Mi esposo comienza a cortar la grama a esa hora. La grama recién cortada produce un alérgeno supremamente fuerte para la gente sensible como Patricia. Es mejor que ella no esté por aquí por la mañana. Yo también me desaparezco cuando la cortan», nos advierte.

¡Vaya, debe ser bastante fuerte para que ella, que no está tan enferma tenga que irse!, concluyo para mis adentros.

Ella no es la única en advertirnos, los otros pacientes también lo hacen. Es el gran evento de la semana. Todos parecen estar con grandes preparativos y cuando se acercan las ocho, salen como insectos cuando se les echa insecticida, quedando el campamento prácticamente vacío. Los pocos enfermos que permanecen allí, se encierran en su cuarto todo el día con el aire acondicionado prendido al máximo y no salen sino hasta bien entrada la tarde.

Para terminar, la encargada me da una lista de todos los teléfonos de compañías a las que hay que contratar para sobrevivir en ese lugar: la del teléfono, la del agua, la de la comida orgánica, la del suero, la de la enfermera y la del oxígeno.

Para tener mi propio número de teléfono debo solicitárselo a la compañía telefónica; todavía no existen los teléfonos celulares.

Menos mal que vivo en los Estados Unidos, donde en cuestión de días le dan a uno un nuevo número, pienso. Aunque no tendré uno sino hasta tres días más tarde.

Para el agua, tengo que contratar una compañía para que me la traiga en botellones de vidrio. El camión pasa una vez a la semana por la mañana; tengo que estar presente para recibir los botellones ya que aceptan solamente cheques como pago.

Para el oxígeno, debo contratar otra compañía que me alquila bombonas portátiles. Están localizados a 40 minutos del campamento, en el centro de la ciudad. Me toca a mí ir a buscarlas: no ofrecen servicio a domicilio. Así que siempre tengo cuatro bombonas de reserva en el porche de nuestra casa rodante. El oxígeno es importante para que Patricia se pueda movilizar. El interior de su cuarto es el único sitio donde no necesita llevar máscara de oxígeno.

Ordeno el suero en la farmacia que le provee asistencia al hospital del Dr. Rea por estar libre de químicos. Por lo menos ellos proporcionan servicio a domicilio. Son muy puntuales y llevan todo lo necesario por la tarde, cuando se les llama esa misma mañana.

JUNTAS CONTRA EL VIENTO

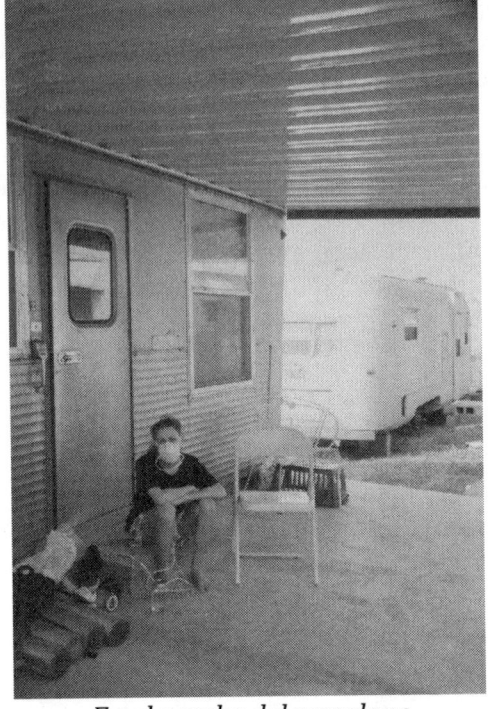

En el porche del remolque

El seguro médico me va a enviar a una enfermera para que me instruya durante un par de semanas. Después del entrenamiento me va a tocar a mí sola responsabilizarme. Una vez por semana, llega otra encargada de la limpieza del catéter que Patricia tiene insertado. Es un área muy delicada: cualquier descuido puede ocasionarle una infección directa al corazón.

Para la comida, hay solamente cuatro almacenes de productos orgánicos... y los cuatro están localizados en la ciudad. Así que siempre tengo reservas: el viajecito me toma como mínimo 40 minutos de ida en coche.

De repente me doy cuenta que estas dos semanas han sido como unas vacaciones para mí. En el hospital se encargaban de coordinarlo absolutamente todo.

¿Habrá sido buena idea haberla sacado en estas condiciones?, me cuestiono con desespero por todo lo que tengo que organizar.

No tengo tiempo para frustraciones. Mi prioridad en este momento es comunicarme con Juan Manuel para tranquilizarlo: que Patricia está fuera del hospital, que estamos instaladas en el campamento y que tendré teléfono dentro de tres días.

Sin embargo, tengo que pasar dos pruebas para hacer esa llamada telefónica: las primeras dos de una larga serie a las que me enfrentaré durante todo este peregrinar y, en las que saldrán a relucir todas mis debilidades y fuerzas sicológicas, físicas, morales, espirituales y sobre todo, mi fe religiosa.

Para la primera prueba, así como con la cruzada del estacionamiento del hospital ambiental por las noches, tengo que caminar en la oscuridad total hasta la caseta telefónica que queda un poco retirada.

Para la segunda prueba, tengo que resistir hablando unos minutos de pie en la caseta telefónica rodeada de un sin fin de insectos voladores de todo tipo.

Si hay algo a lo que le tengo fobia es a las cucarachas y de allí, a cualquier insecto que se le parezca y que vuele.

En Venezuela, mi país de origen y especialmente en Maracaibo se encuentran cucarachas de todo tipo. Las chiquitas "chiripas", que apenas vuelan un poquito; las adultas no sólo son enormes (5 centímetros o más de largo), sino que además vuelan y a mí, siempre me han dado la impresión de que tratan de atacarlo a uno. Las que yo llamo "albinas", son gigantescas y completamente blancas.

Cuando estudiaba en la universidad (estudié de noche ya que trabajaba de día), muchas veces trasnochaba para hacer proyectos o prepararme para exámenes y, dejaba las ventanas de la sala abiertas porque hacía calor. Inevitablemente, se metía una de esas cucarachas voladoras. Me entraba tal pánico que a gritos despertaba a mi mamá:

«¡Mamma, cucaracha!».

Mi mamá se aparecía entonces medio dormida con una pantufla en la mano para matarla. Muchas veces, tocaba buscarla durante un largo rato porque parecía que la cucaracha supiera y se escondía muy bien. Yo no claudicaba hasta haberla encontrado. Salía disparada al otro cuarto y mi mamá, no sé cómo hacía, pero con un golpe acertado la mataba.

Una noche, de niña, mientras miraba televisión, se metió una enorme cucaracha voladora. Empecé a buscarla, pero no pudiendo encontrarla, asumí que había salido por la ventana. Me senté de nuevo a seguir mirando televisión. De repente volteé la cabeza hacia la derecha y casi me enloquezco al descubrir que la bendita cucaracha estaba parada nada menos que sobre mi hombro derecho. Me levanté enloquecida llamando a mi mamá a grito pelado y sacudiéndome del desespero. Todavía hoy día, 35 años después, me estremezco al recordar ese incidente.

Desde entonces, siempre que entraba en algún lugar de noche y tenía que subir escaleras, en mi cuarto antes de acostarme, al ducharme

JUNTAS CONTRA EL VIENTO

o, al entrar en la cocina, inspeccionaba cada rincón del lugar con cuidado, respiraba profundamente y, le rogaba a Dios no encontrarme con ninguna en esos paraderos.

En 1975, cuando me fui a Francia a hacer el postgrado, la alegría de saber que donde iba a vivir no encontraría cucarachas, sobrepasaba la alegría de haber recibido una beca para hacer mis estudios allá.

Heme aquí, veinte años después, enfrentándome a mis dos mayores fobias. Me armo de valor, respiro profundamente y voy casi corriendo hacia la caseta telefónica. En 30 segundos y presa del pánico, le cuento rápidamente a Juan Manuel:

«Ya llegamos al campamento. Patricia está bien. Me conectan el teléfono dentro de tres días. Te tengo que dejar porque estoy rodeada de muchos insectos voladores y no sé si sean cucarachas. ¡Chau!».

Dejo a Juan Manuel con la palabra en la boca y con ganas de saber más detalles. Cuelgo y arranco a correr sin parar hasta llegar a nuestro cuarto.

«Tienes una deuda muy grande conmigo, —le digo a Patricia al entrar. Ella me mira atónita mientras prosigo—. Acabo de hacer por ti el sacrificio más grande que se me pueda pedir: enfrentarme a la oscuridad, rodeada de insectos voladores y, ¡espero que no hayan sido cucarachas!».

ANA MARÍA ANDRADE

La clínica de salud ambiental

No he querido perder tiempo y, justo al día siguiente de nuestra llegada, me levanto temprano para organizar "la expedición" a la clínica del Dr. Rea. Patricia tiene consulta para comenzar a recibir los tratamientos de inmunoterapia, neutralizar las reacciones alérgicas a los diferentes alimentos y así comenzar a comer. Lleva dos semanas sin ingerir bocado... pura agua mineral, por recomendación del Dr. Rea:

«Para darle un descanso al sistema digestivo de todos los alimentos a los que es alérgica y, sobre todo, para limpiarlo y fortalecerlo al mismo tiempo».

Tengo bastantes preparativos: ayudar a Patricia a vestirse, desconectarle los tubos del suero, desinfectarlos, poner los aparatos del oxígeno y del suero con sus botellas y mangueras en el coche, las bolsas de primeros auxilios, agua mineral y una manta. La clínica no queda cerca y no puedo regresar por algo que se me haya olvidado. Prendo el coche y Patricia se sube de última.

Estoy muy preocupada por el viaje: son más de 40 minutos de autopista. El tráfico de camiones es bastante pesado, el olor a gasolina y el humo de los tubos de escape de los otros autos la están afectando mucho. Me aconsejan prender el aire acondicionado del coche al máximo, cerrar la entrada exterior de aire y mantenerme distante de los otros vehículos, sobre todo de los camiones. No sé cómo vaya a responder Patricia a todo esto.

Llegamos sin perdernos. He seguido la van del campamento que lleva a la clínica, a los pacientes que están sin medio de transporte.

«Menos mal que los tenemos a ellos de guía. Con la falta de sentido de orientación que tengo, no habríamos llegado nunca», le comento a Patricia mientras los sigo.

Ya en el estacionamiento, la hago bajar justo frente a la puerta de la entrada principal mientras estaciono el auto, saco todos los aparatos y bolsas y, tomamos el ascensor.

Después de pasar por varias oficinas, las enfermeras nos permiten instalarnos en una sala de espera contigua a las de pruebas para las alergias, que yo bauticé como "privada" porque sólo se obtiene por reservación y, a los pacientes más delicados que tengan cita con el Dr. Rea.

La sala es cómoda: tiene una cama con sábanas, cobijas y almohadas de algodón orgánico. Una de las paredes es de vidrio, por donde se puede observar todo lo que ocurre en las salas de pruebas. Si uno quiere privacidad, sólo baja las persianas y se aísla del resto.

JUNTAS CONTRA EL VIENTO

En estos momentos, es lo ideal para Patricia. Está tan débil que necesita dormir constantemente. Se puede quedar todo el día porque no hay ningún otro paciente que la haya reservado hoy. Así que la instalo en la cama, le conecto los sueros y se echa a dormir en espera de su cita.

Mientras, yo salgo a curiosear. Observo mucho movimiento de enfermeras y pacientes que vienen y van por los pasillos: algunos esperando su turno de consulta en cada salita y otros, poniéndose sueros intravenosos.

Aprovecho también para visitar la tiendita que está en el ala opuesta a la clínica. Hay de todo un poco y entre ellos, diferentes máscaras hechas de tela o de porcelana. La mayoría de los enfermos las llevan de tela siempre que salen de sus cuartos para protegerse de cualquier alérgeno ambiental. Las de porcelana son para los más graves que necesitan llevar oxígeno constantemente.

También venden purificadores de aire, ropa de algodón orgánico, vitaminas, libros sobre la enfermedad de la Sensibilidad Química Múltiple, alimentos orgánicos y entre otros, unas magdalenas y panes especiales apetitosos que reciben frescos cada mañana.

Compro varios de ellos ya que no contienen ni levadura, ni harina de trigo, ni de maíz.

¡A mi gran decepción... Patricia reacciona a cada uno de ellos! Todos le producen indigestión, dolor de estómago y de cabeza.

«¡Qué lástima, se ven tan buenos!», me dice desilusionada. Ella está más frustrada que yo después de llevar dos semanas alimentándose únicamente de agua mineral.

La primera inyección de antígeno es para el calabacín y como era de esperarse, resultó muy alérgica a él.

¡Si es tan alérgica a algo tan común e inofensivo como los calabacines, cómo será con los demás alimentos!, pienso frustrada, mientras observo a la enfermera.

Le preparan también un antígeno de serotonina para contrarrestar cualquier reacción fuerte que pueda tener en el futuro. Claro que es de esperarse ya que Patricia ha sido catalogada de "reactor universal": es alérgica absolutamente a todo lo que la rodea, sea respirado, tocado o ingerido.

Entre una prueba y otra, nos han dado las cinco de la tarde y ya es hora de regresar.

Le voy conversando por el camino sobre los productos que descubrí en el almacén de la clínica y de repente me doy cuenta que se quedó dormida. Decido dejarla descansar ya que tuvo un día bastante agitado.

Llegamos al campamento, me dirijo a ella para decirle que ya llegamos y me doy cuenta de que en realidad no está dormida, sino que... ¡se ha desmayado! Parece ser que reaccionó a una de las preparaciones que le probaron esta tarde.

Desde ese día, siempre que regresamos de la clínica manejo intranquila, pendiente de ella por el retrovisor del coche, asegurándome de que si cerró los ojos es del cansancio y no por haber perdido el sentido.

Al llegar, la encargada nos está esperando para decirnos que la chica con quien compartimos el cuarto de baño, se ha quejado de que la crema dental que yo uso para cepillarme los dientes, le está causando reacción. Parece que la menta que contienen las cremas dentales que se consiguen en el mercado son alérgenos muy fuertes para los pacientes sensibles.

«¡Ni siquiera los dientes me puedo cepillar ahora! Dejé de usar mi crema humectante preferida, no me echo perfume, uso desodorante sin perfume, no uso siquiera crema para el cuerpo. No me siento en libertad de hacer nada entre toda esta gente. Me parece que les estoy ocasionando daño todo el tiempo», le comento a Patricia al contarle lo que me han dicho y ella no me contesta nada.

Posiblemente ella también haya estado reaccionando a todos los productos que he estado usando hasta ahora sin saberlo. Como le reacciona a todo, no logra distinguir a "los culpables".

JUNTAS CONTRA EL VIENTO

La comunidad

Ya Patricia está instalada para dormir y yo aprovecho para ir a la cocina a prepararme algo de comer y a conocer a la otra gente del campamento.

La cocina comunitaria es una choza enorme, con techo y paredes de metal corrugado. El piso es de cemento puro y las paredes interiores no están terminadas; se les ven los cables de la electricidad y la plomería. La mitad delantera está dividida en dos secciones: una sección, donde se hallan por lo menos seis neveras grandes; una para cada paciente. En la otra sección, se encuentran de lado y lado, dos neveras, dos estufas eléctricas tamaño industrial y, dos enormes fregaderos de cemento para lavar los platos. Entre estufa y estufa hay unos estantes de hierro que los pacientes comparten. Una de las paredes exteriores tiene una ventana grande desde donde se pueden ver la mayor parte de las viviendas. La encargada nos ha dado dos cacerolas, un sartén eléctrico enorme con tapa, platos, tenedores, tazas y vasos: utensilios heredados de otros pacientes. En la mitad, hay dos mesas enormes para preparar la comida y sentarse a comer.

La otra mitad de la construcción contiene también dos secciones: una con otras neveras y estantes para el resto de los pacientes y la otra sección, es el lavadero donde están todas las lavadoras y secadoras de la comunidad.

Abro la nevera mía para sacar algo de comer y observo a dos mujeres mayores sentadas cenando.

Una de ellas, Carol, es de Arkansas y tiene un acento sureño muy simpático, bastante diferente al que estoy acostumbrada en New Jersey. Es una persona mayor, nunca se casó, no tiene hijos, ni ningún otro familiar en este mundo.

Compró una casita en el centro del pueblo que está reformando y adaptando para poder vivir en ella. En realidad, no tiene tantos problemas de sensibilidad ambiental sino más bien de comida, pero prefiere vivir en el campamento; se siente más acompañada. Piensa vender la casita una vez que la terminen de arreglar y quedarse en el campamento. Considera que se sentiría muy sola si habitase en esa vivienda; no tiene a nadie con quien compartirla. Por lo menos en el campamento se lo pasa en la cocina conversando con los que van y vienen.

Carol me cuenta que en el centro del pueblo hay un supermercado y un restaurante de comida rápida que se llama *Whataburger*, ¡Qué hamburguesa!, donde venden hamburguesas gigantescas.

- 60 -

La otra comensal, Ava, es la dueña de la casa rodante que yo bauticé como la mansión. Lleva muchos años viviendo allí y les tiene sensibilidad a los químicos a raíz de unos implantes de senos defectuosos que se hizo tiempo atrás. Dice que ha tenido excelentes resultados con los tratamientos del Dr. Rea. Se ve que es una mujer muy enérgica y de personalidad fuerte, que ha vivido una vida muy interesante y ha viajado por todo el mundo.

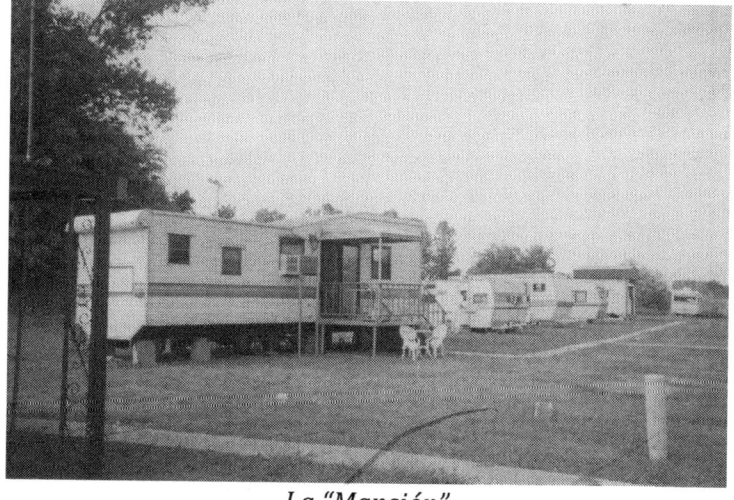

La "Mansión"

¡Qué tristeza, tener tanto dinero y no poder disfrutarlo con las comodidades deseadas por no poder vivir en una casa normal... ni siquiera en su caravana de lujo!, pienso mientras converso con ella.

Les cuento lo del incidente de la crema dental y ambas me aconsejan remplazarla por bicarbonato de sodio directamente en los dientes. Parece que limpia mejor que cualquier crema dental y no tiene olor.

Además, el bicarbonato de sodio es todavía hoy en día, el producto más efectivo y barato que yo haya descubierto para la limpieza de la casa. Lo llegaré a usar para limpiar el baño, el piso y todo el lugar donde habitamos. Patricia ha llegado a tal grado de sensibilidad que no soporta ningún otro producto de limpieza.

Lo uso también para la ropa. Cuando compro ropa nueva, para quitarle el formaldehído que trae, la pongo a remojar con un poco de vinagre blanco y bicarbonato de sodio durante veinticuatro horas y luego le doy otra lavada. Para limpiar los vidrios de las ventanas y los espejos, les agrego esa misma mezcla y quedan relucientes.

Decidí quedarme hoy en el campamento para organizarme, hacer las llamadas necesarias y descansar un poco.

Por la noche, aprovecho que Patricia está reposando para sentarme a conversar con mis dos nuevas amigas. En medio de la conversación llega Grace, una mujer posiblemente de mi edad, toda de blanco, en uniforme de enfermera.

Tiene una voz muy suave. Vive en uno de los remolques de atrás y lleva también varios años en ese campamento. Es extremadamente sensible, tanto a la energía eléctrica como a la humana. Por eso no se le acerca mucho a nadie y tampoco se sienta con nosotras. Pasaré muchas horas en tantas ocasiones conversando con ella y jamás se sentará. Se lleva la comida a su cuarto para comer allá.

Ha vivido tan aislada del medio ambiente que no soporta siquiera ir a la clínica del Dr. Rea porque todo en ella, la afecta.

«Al llegar, fui varias veces a la clínica para hacerme tratamientos con el Dr. Rea, pero no me funcionó», me cuenta.

«Soy muy alérgica a la electricidad y sobre todo al campo energético de cada persona. Ciertas personas tienen un campo energético muy fuerte para mí y me afecta el estar cerca de ellas», prosigue.

Yo absorbo la información sin comprenderla. Siempre que alguien va a usar algún artefacto eléctrico como la licuadora o la batidora, debe anunciarlo en voz alta. Si ella se encuentra por esos lados, le toca salirse de la cocina inmediatamente.

Un día, yo iba a usar la licuadora y se me olvidó prevenirla. La prendí y da la casualidad que ella estaba en la esquina opuesta abriendo uno de los hornos. Le dio apenas tiempo de salir corriendo. Cuando me di cuenta ya era tarde. Jamás lo olvidaré... como consecuencia de mi descuido, dejó de caminar por dos días.

Me sentí tan mal de haberle causado daño ese día que siempre que nos veíamos le pedía disculpas.

«No te preocupes, no es la primera vez que me ocurre», me dijo.

Dos días después pudo caminar, pero con la ayuda de un bastón. A los cinco días ya podía hacerlo sin cojear.

Allí comencé a asociar el poder de la electricidad y el efecto tan fuerte que tiene sobre la gente sensible a ella.

¡Definitivamente, no paro de ocasionar problemas!, —me digo frustrada—. *Una lección más que aprender en este complejo mundo de las alergias y sus reacciones.*

Grace no ha salido del campamento en muchos años; no sale ni para ir al supermercado. Todo lo manda a pedir en la tienda naturista contratada por el Dr. Rea que les lleva una vez por semana los pedidos a los enfermos discapacitados.

Ella era profesora de música y canto en un liceo antes de enfermarse. Muchas veces rememoraría conmigo sus experiencias y se nota que el medio musical le hace mucha falta.

El único contacto que Grace tiene con el exterior es con su familia por teléfono: su mamá y su hermana, con quienes habla semanalmente y nosotros. Del resto, se queda en el remolque todo el día y sale al mediodía y por la noche, bastante tarde para evitar prepararse la comida cuando hay mucha gente en la cocina.

Tiene dos mudas de ropa y un sólo juego de sábanas. Cuando hace frío, pasa penurias porque no tiene suficientes cobijas para taparse. Tiene que lavar la lavadora antes de usarla para eliminar residuos de productos utilizados por los pacientes antes que ella, aunque todos en ese campamento se sirven de productos naturales y sin químicos. A pesar de eso, si no es el producto específico que ella emplea, dice que se la contamina.

Los jueves por la noche, Grace cena papas orgánicas al horno; aunque les tiene que quitar la piel porque no la tolera. Siempre me las regala porque sabe que a mí me encanta la piel de papas horneadas que preparo con queso y tocineta.

Esta cocina se convertirá en un lugar esencial para mí. Allí pasaré muchas noches conversando con los otros pacientes menos enfermos y sus familias. Al mismo tiempo aprenderé de ellos todo lo relacionado con la sensibilidad ambiental, sobre todo lo que hay y no hay que hacer en cada situación. Compartiré con ellos mis alegrías y temores sobre lo que estoy viviendo. Me sentiré compenetrada con ellos porque cuando les converso me entenderán, no me juzgarán ni considerarán loca. Podré platicarles sobre las reacciones alérgicas de Patricia sin observar, después de dos minutos, esa mirada perdida de alguien que no tiene ni idea de lo que le estoy hablando. Tampoco necesito cambiar de tema al percibir su desinterés porque no creen en lo que les estoy contando o quizás, simplemente porque piensan que estoy divagando y no se atreven a decírmelo.

*****

Hoy es domingo. Acabo de lavar la poca ropa que nos hemos puesto durante la semana; la pienso colgar a secar en el tendedero que queda detrás de nuestra casa rodante. Son las dos de la tarde y aprovecho el calor del sol para que todo se seque pronto. Termino y me voy a curiosear por el estanque que está justo al lado.

Nada interrumpe esas aguas inertes y de color arena: ni peces, ni insectos, absolutamente quieto, como muerto.

¡Quién sabe cuánto tiempo lleva así, sin vida!, reflexiono con tristeza.

JUNTAS CONTRA EL VIENTO

Los domingos y sobre todo los domingos por la tarde, sin saber por qué, siempre me han parecido los más deprimentes de toda la semana. Dondequiera que me haya encontrado, sea en Venezuela, en Colombia, en Francia, en Italia o en los Estados Unidos, siempre han tenido sobre mí un efecto impresionantemente desolador; como si estuviesen cargados de una energía inexplicablemente desalentadora y hasta funesta. Nunca me he explicado la razón.

De repente la quietud del estanque, el paisaje tan desértico que es ese campamento, la falta de vegetación que me rodea, la lejanía a Roberto y a Juan Manuel, la incertidumbre sobre la mejoría de Patricia, unidos al hecho de que es domingo por la tarde, me invaden. Parece que tuviera un ladrillo presionándome el corazón con una fuerza tal que siento como si me hundiera hacia el centro de la tierra. ¡Me siento tan desgraciada y deprimida!

Toda la energía y empuje por seguir luchando que he tenido hasta ahora se desploman. Me siento derrotada. No me puedo contener más y me suelto a sollozar. Hasta yo misma estoy sorprendida de semejante reacción. Menos mal que no hay nadie por allí.

*****

Hace poco llegó Gertrude al campamento para hacerse tratamientos. Es alemana, soltera, bastante mayor que yo y, habla muy bien inglés.

«¿Vas mañana a la clínica del Dr. Rea?», me pregunta casi enseguida.

«Sí, Patricia tiene que ver al doctor de nuevo», le contesto sorprendida por la pregunta.

«¿Podría ir contigo?».

«Claro, aunque te toca sentarte atrás entre los tubos del suero y las bombonas de oxígeno. Yo salgo a las ocho en punto porque tengo cita a las nueve», le contesto sin poderle encontrar una excusa para que me deje tranquila.

Ella se retira a su remolque y enseguida, mis dos nuevas amigas me dicen que tenga cuidado con la mujer, que es muy aprovechada.

«Como ha visto que tienes coche, quiere sacarte partido para que la lleves a todos lados, en lugar de hacer como los otros pacientes del campamento que se organizan para hacer las compras e ir a la clínica con la miniván que tenemos a disposición», me dicen ambas, que tienen coche y parece que les hizo lo mismo.

«Es demasiado tarde. Ya me ofrecí llevarla», les contesto.

Después de dormir bastante mal esa noche por falta de una verdadera almohada, me armo de valor y me levanto a las siete dispuesta a enfrentarme al día que me espera.

Organizo todo lo que tengo que llevar con Patricia y cuando voy a limpiarle la conexión de la sonda, noto que le está sangrando la herida.

No debería sangrar, —me digo presa de espanto—. *¿Será grave la situación? Tengo que irme a la clínica lo antes posible. Menos mal que tengo casi todo listo.*

¡Tengo que llamar al médico, no tengo teléfono y ni siquiera tengo monedas para usar el de la comunidad!, pienso saliendo de la casa rodante y poniéndome a llorar de los nervios.

Una señora, sentada frente a su casa rodante situada al extremo opuesto del campamento me ha estado observando y me grita desde allá: «¡Puedes usar mi teléfono!».

En dos zancadas llego a su casa rodante. La señora vive con su hija en un solo cuarto como nosotras. Me ofrece el teléfono y logro hablar con el médico de emergencias, quien me sugiere llevar a Patricia enseguida a la clínica.

«Tengo que irme. Luego hablaremos», le digo agradeciéndoselo en el alma. Que se haya dado cuenta de mi desespero y, que sin conocerme me haya ofrecido ayuda, significa mucho para mí.

Le toco la puerta a Gertrude para que se apure. Me dice que está lista, que ya sale. Yo espero y espero con Patricia en el auto, ya prestas para arrancar y la mujer nunca sale de su remolque. Estoy tan nerviosa y disgustada por la falta de consideración de su parte, sabiendo que tengo esta emergencia y que se tome el tiempo.

Primera y última vez que la llevo, me hago la promesa.

Además, tiene la desfachatez de decirme que yo le había prometido anoche que para las ocho y son las ocho menos cuarto. Le explico que es una emergencia y parece no entender... ¡o se hace la que no entiende!

Durante el trayecto, Gertrude me cuenta que se ha vuelto muy sensible a los químicos a raíz de haber vivido en Alemania durante muchos años, en un apartamento situado sobre una tintorería. Ella cree que los humos de los químicos usados para limpiar y desmanchar la ropa en la tintorería, se infiltraron a través del tiempo por entre las paredes del almacén hasta subir a su apartamento, afectándole el sistema inmunológico.

A esta mujer le ocurrió con los químicos de la tintorería por haber vivido encima de ese almacén tanto tiempo, lo mismo que a Patricia con la gasolina, por haber tenido su dormitorio sobre el garaje de la casa durante más de diez años, pienso mientras la escucho hablar.

Me comenta, además, que está contenta con los resultados de los tratamientos del Dr. Rea. Que se siente mejor y más fuerte de lo que se sentía cuando llegó a los Estados Unidos.

JUNTAS CONTRA EL VIENTO

Llegamos a la clínica y tengo la impresión de que el trayecto resultó más corto de lo acostumbrado: las historias de Gertrude me distrajeron bastante.

Pero la realidad de Patricia se me hace presente: me apresuro para dejarlas frente a la entrada principal de la clínica, estacionar el auto y acompañar inmediatamente a Patricia hasta la oficina del Dr. Rea.

«No es nada grave. Debe haber jalado la sonda mientras dormía y por eso le está sangrando», me dice el Dr. Rea después de examinarla.

Pasamos toda la mañana en la clínica y yo aprovecho un rato para comprar un purificador de aire para el coche. El aire acondicionado puesto, la entrada de aire cerrada y el purificador de aire prendido al mismo tiempo, proporcionan mayor calidad ambiental durante los 40 minutos de trayecto. Ahora puedo manejar un poco más tranquila.

Regreso temprano porque me tienen que conectar el teléfono esa tarde y tengo que hacer otras llamadas más para el servicio del agua, a la farmacia para el suero y, a la enfermera.

«Hola, no tengo que salir en búsqueda de teléfonos públicos. ¡Tengo uno en mi propio cuarto!», lo estreno con una llamada a Juan Manuel. Él también está más tranquilo. Por fin puede comunicarse fácilmente conmigo en caso de emergencia.

*****

La señora que me ayudó esta mañana, Madison, es viuda y acompaña a su hija Charlotte, que está enferma. Las dos están solas y como dice la expresión, literalmente no la deja ni a sol ni a sombra. Charlotte, de unos veinte y pico de años, tiene también un catéter puesto como el de Patricia por algunos problemas con la comida, aunque no está tan flaca; ella puede ingerir uno que otro alimento.

No sé cómo hacen para aguantarse madre e hija. Llevan compartiendo las dos el cuarto desde hace más de dos años y prácticamente tampoco salen del campamento. Va a consulta muy de vez en cuando y, cuando se traslada, es en ambulancia con su mamá.

Patricia y yo llegaremos a compartir el cuarto durante varias semanas y la situación se volverá muy tirante entre nosotras dos. Madison en cambio, está clavada allí día y noche, no tiene coche y no sale a ningún lado. Yo tengo por lo menos la posibilidad de movilizarme porque tengo vehículo. Cuando me siento atosigada, me voy al cafetín del pueblo a tomarme un café y a leer el periódico que siempre tienen a disposición de los clientes. Este cafetín llegará a jugar un papel muy importante durante mi estadía: es mi refugio y escape de esa realidad tan deprimente que es el campamento.

- 66 -

Como para que cualquiera se enloquezca, me diré muchas veces pensando en la vida de esas dos mujeres, sin asociarlas en ese momento a la mía que en realidad tanto se les parece.

Del lado opuesto a nuestra casa rodante y bastante retirada, hay otra con dos cuartos ocupados por una joven, Stefanie y su madre, Elizabeth.

Stefanie ha estado en el mismo estado grave de Patricia: dos semanas en el hospital ambiental con catéter y luego unos tres meses en el campamento. Se ha estabilizado bastante y está probando algunos tratamientos que ofrece el Dr. Rea para poder regresar a su hogar.

Ya está bastante fuerte y se puede valer por sí sola. Elizabeth está con ella más que nada para hacerle compañía y llevarla en coche donde necesite. Es una mujer bastante reservada, muy simpática y salimos juntas un par de veces a un restaurante de carnes deliciosas que ella conoce. Todo en él es estilo oeste, con música country y buen ambiente. También se puede comer toda la carne que uno quiera. Acompañamos la comida con unas cervezas que nos ayudan a olvidar, aunque sea durante un rato, la realidad de ambas: hemos dejado al resto de las familias lejos y nuestras hijas están muy mal, aunque la suya está saliendo del paso.

Las dos me ayudan muchísimo: han pasado por la parte crítica que nosotras estamos viviendo. Los consejos no son lo único valioso sino también el ánimo y la energía positiva que ambas transmiten. Son muy luchadoras y tenaces; algo poco usual en ese medio donde lo que más prevalece son las quejas y la depresión. Realmente se pueden contar con los dedos de una mano los enfermos con actitud esperanzadora que he llegado a conocer durante toda esta experiencia y ellas son unas de las pocas personas.

«Buenos días, ¿Cómo está?».

«Bueno, a decir verdad, pasé una noche terrible...».

Así comienzan todas las conversaciones. La mayoría de los pacientes hasta ahora conocidos, como llevan tanto tiempo enfermos y han estado rodeados a diario únicamente de dificultades, desafíos y problemas agravados por la incomprensión de la sociedad y el abandono familiar, han erradicado toda ilusión y disfrute de lo poco positivo que les pueda ocurrir en la vida.

Stefanie en cambio, siempre cambia de conversación para hablar de algo que no tenga que ver con síntomas alérgicos. Y ella sí tiene excusa de estar bastante deprimida. Está divorciada y tiene una niñita de dos años de edad. Lo supe una tarde de casualidad cuando me encontraba hablando en el porche con su mamá y, Stephanie llegó contentísima porque venía de hablar por teléfono con su nena.

Me contó entonces su historia. Después de dar a luz a la niña, comenzó a sentirse mal, con muchas reacciones alérgicas fuertes, exactamente como las de Patricia. Su esposo cree que ella está loca y que lo ha inventado todo. Así se lo presentó al tribunal cuando pidió el divorcio y le ha quitado la patria potestad de la niña. Lleva casi un año lejos de su hogar y de la niña, y no ha vuelto a verla: él no ha querido siquiera llevársela para que la visite. Me imagino que Stefanie se quiere reponer y luchar para recuperar a su hija.

Se nota que está preocupada de que su nena la olvide y le manda muy a menudo dibujos y regalitos para mantener su recuerdo vivo en la memoria de la niña.

*****

Abro los ojos y miro el despertador con desaliento. *¡Ya son las siete! ¡Qué pereza!*, me digo mientras trato de animarme y organizarme para el enfrentamiento de otro día lleno de sorpresas.

Han transcurrido tres semanas y hoy nos quedamos en el campamento, ya que temprano por la tarde viene la enfermera a enseñarme a preparar los sueros. También planifico los pedidos de las nuevas botellas que duran solamente 72 horas y, como no contienen conservantes químicos para preservarlas, tengo que mantenerlas en la nevera y no puedo pedir muchas al mismo tiempo. Por ahora se está tomando una de lípidos, una de dextrosa y una de aminoácidos al día. Hemos corroborado que le sigue reaccionando a la dextrosa, por lo tanto, tiene cita con el Dr. Rea mañana al respecto.

Voy a la cocina a prepararme algo y allí conozco a otra señora, Yolanda. Es muy conversadora y alegre. Es una mujer un poco mayor que yo, tiene hijos y marido que la abandonaron cuando sus reacciones alérgicas se agravaron. Le tocó vivir un tiempo en el campamento y los tratamientos del Dr. Rea la ayudaron mucho a reponerse. Cuando se fortaleció lo suficiente, su hermano contribuyó con la compra de una casita en el centro del pueblo, no muy lejos del campamento. Se mantiene cocinándoles a algunos pacientes que no pueden estar en la cocina. Está allí desde las siete de la mañana hasta la una de la tarde para prepararles el desayuno y dejarles listos el almuerzo y la cena.

*****

Son las 2:00 de la tarde. La enfermera acaba de llegar para conectarle la nueva botella de suero a Patricia y entrenarme a mí. Esta enfermería es en realidad un remolque viejo y abandonado. Sirve de depósito para maletas, lámparas, sillones y objetos diversos de otros pacientes que no han podido meterlos en sus viviendas. Como han tenido pacientes con necesidad de suero, le han adaptado una cuarta parte, convirtiéndolo en enfermería. Hay dos neveritas de oficina donde se guardan los sueros y, un pequeño mostrador para apoyar los tubos que hay que conectar al aparato central antes de llevarlos al cuarto. Ese remolque va a ser mi cámara de tortura. Pasaré allí muchos momentos de angustia alistando las botellas y conectándoles las sondas, ya que el seguro médico cubrirá sólo un número limitado de visitas de la enfermera... que está allí únicamente para entrenarme durante algunas sesiones. El resto lo tendré que hacer yo sola.

La enfermera es muy paciente. Se ve que está acostumbrada a tratar con personas ignorantes en ese campo como yo. Cada vez que se abre una nueva botella de suero, hay que conectar varias sondas con unas pinzas especiales. Luego, hay que mantener la botella en alto y mover las sondas en cierta forma para que el líquido comience a fluir y, estar pendiente de trancarlo con otra pinza al llegar al final de la sonda: como fluye tan rápidamente se puede derramar. Hay que inspeccionar también las sondas para asegurarse de que no hayan quedado burbujas de aire.

Lo más preocupante es la desinfección de las sondas al conectarlas. Tengo que apoyarlas al mostrador que antes debo esterilizar con alcohol, protegerlo con papel desinfectado y apoyar cuidadosamente todo allí. Cualquier partícula sucia podría traducirse en consecuencias nefastas para la salud de Patricia.

Una vez por semana, hay que cambiarle el vendaje de la incisión donde entra el catéter a la arteria. Ese, me tiene todavía más nerviosa por lo delicado. Hay que usar un equipo esterilizado que me envían, aunque la peor parte es ponerse los guantes sin contaminarlos. Es un malabarismo al que no estoy acostumbrada. Rehusaré hacerlo hasta que el seguro me advertirá que no me enviará a ninguna otra enfermera.

El sauna

¡*Las siete, otro día de batalla!* Me levanto con una pereza enorme porque sé que me espera la expedición acostumbrada.

Mis días en la clínica del Dr. Rea son muy estresantes cuando no tengo cita. Siento que tengo que luchar para conseguir hasta lo más mínimo. Las enfermeras parecen estar constantemente ocupadas y los otros pacientes que observo día a día no están tan graves como Patricia. Van para sus inyecciones de inmunoterapia, sauna, consultas u otros tratamientos y luego, regresan a su rutina diaria. No han estado hospitalizados y tampoco dependen de un catéter para alimentarse.

Mi objetivo principal y mi lucha diaria son los de obtener el cuarto privado, ideal para que Patricia pase cómoda el día. Sin embargo, cuando el cuarto está ocupado nos permiten quedarnos en la sala de suministro de sueros intravenosos. Allí hay camas y ella puede descansar un poco, aunque ciertos días hay dos o tres pacientes haciéndose tratamiento y no hay espacio para ella. Así que me toca ingeniármelas para hallar otra área donde instalarla.

Siempre que la dejo acomodada, me voy a hacer la ronda por las demás salas y así he llegado a conocer a casi todos los pacientes de la clínica. La mayoría de los tratamientos brindados requiere numerosas sesiones; por consiguiente, los que acuden saben que no vienen para una sola consulta. Muchos se quedan varias semanas en las que cada tratamiento puede durar toda una mañana o una tarde entera.

Me da la impresión de haber llegado a pertenecer a un club donde todos se conocen y a cada uno lo envuelve una historia más trágica que la otra. A medida que los trato, aprendo cada vez más y más sobre técnicas utilizadas para hacerles frente a ciertas reacciones alérgicas, lugares donde encontrar almohadas y sábanas de algodón orgánico más baratas o, supermercados de comida y productos orgánicos que se encuentran cerca de la clínica. Yo me siento abrumada con tanta información en un campo tan nuevo para mí como el de las alergias y sus repercusiones.

La consulta de hoy es para discutir sobre cómo Patricia está reaccionando a la dextrosa. El Dr. Rea sugiere parársela y aumentar los lípidos al doble para que suba un poco de peso.

Después de más de un mes de tratamientos, los exámenes de sangre más recientes comprueban que tiene muchas toxinas en el cuerpo. Entonces, le sugiere también hacer sauna, otro de los tratamientos que ofrecen para desintoxicar el cuerpo.

«¿Está seguro que en sus condiciones lo pueda hacer?, —lo cuestiono abrumada e incrédula—. ¿Cómo hace para estar en el sauna, que es tan caliente, con una sonda conectada al corazón?».

«Eso no es problema. Le damos una bolsa de hielo que tiene que mantener encima de la abertura donde penetra la sonda para que no se caliente y se expanda. La vena podría explotar», me contesta tranquilamente.

No me atrevo a decir nada porque supuestamente él debería ser el experto, ni le hago comentarios a Patricia para no asustarla, pero por dentro estoy que me muero de la angustia. La última frase se me quedó grabada... *¿Qué pasa si la sonda se llega a calentar a pesar del hielo que tiene alrededor?*, me imagino lo peor...

Le ordena a la enfermera que nos lleve a visitar ese departamento para familiarizarnos y prepararnos para la primera sesión. Toca pedir permiso especial porque Patricia no puede entrar allí con catéter por cuestiones de seguridad. Tienen que desconectarlo de la línea central y una enfermera la lleva en silla de ruedas.

Pasamos por la antesala de las vitaminas y minerales que se toman para ayudar a eliminar las toxinas más fácilmente en la sauna. Después, nos muestra la zona del sauna. Luego, nos indica la sala de masajes. Seguimos al gimnasio donde observamos una gran variedad de aparatos: una máquina de remo, una bicicleta estática, un trampolín de gimnasio, una cinta de correr y una escaladora. Finalmente, terminamos la visita en la sección de duchas y vestidores. Aunque el Dr. Rea ha recomendado que Patricia por su condición, use únicamente el sauna.

*****

Hoy voy manejando con mucha aprensión a la clínica del Dr. Rea porque me dieron la cita para que Patricia reciba el primer tratamiento de sauna. No comparto con ella los temores que me asedian para no inquietarla, aunque está en un estado de letargo y falta de energía tal que todo lo que le propongo lo hace medio inconsciente por el poco vigor que le queda.

Le dan una bolsa de hielo. Se la tengo que asegurar con cinta pegante a la sonda que sale de la incisión de la arteria. Menos mal que la pared del sauna es de vidrio y yo puedo verla a través de ésta. Patricia entra y yo estoy pegada a él, en vilo, lista para socorrerla en caso de emergencia, aunque no se lo dejo notar.

La exasperación me invade al observar que la gente que nos rodea parece no darle importancia a nuestra situación. Nos conversan y eso me pone todavía más nerviosa.

JUNTAS CONTRA EL VIENTO

¿No se dan cuenta de la terrible situación en la que estoy?, — pienso—. *¡Todos esos pacientes están tan concentrados en sus problemas que no se percatan por lo que estoy pasando!*

Como es la primera vez, Patricia se queda solamente diez minutos en el sauna. En cambio, para mí, esos pocos minutos representan una eternidad. El doctor quiere que ella expulse todas las toxinas por el sudor y le recomienda ir tres veces por semana aumentándole cinco minutos a cada sesión.

Cada vez que entra al lugar, yo la sigo como pendiente de un hilo y no me despego del cristal hasta verla salir. Después de varias sesiones, ha logrado quedarse hasta 30 minutos. Toda la preparación es un engorro: me tengo que asegurar que la bolsa de hielo esté bien puesta con cinta pegante de manera que cubra por completo la sonda para que la mantenga fría todo el tiempo.

A pesar de la temperatura tan alta, logra apenas sudar... La que suda en realidad con toda esta situación soy yo... y sin necesidad de sauna.

Es un problema preocupante. Patricia no ha logrado introducir ningún alimento a su dieta. Les reacciona a todos. Lo único que la mantiene medio de pie es el suero que recibe las 24 horas; aunque éste está bastante desequilibrado por haberle eliminado la dextrosa y estar reducido a una dosis de aminoácidos y doble dosis de lípidos. ¡Basta que siga tolerando esos dos! ¡De otro modo, no sé cómo sobrevivirá!

ANA MARÍA ANDRADE

Visitas

Hoy es domingo y Fernando viene a visitarnos de paso para su casa. Bendito sea Fernando, con todo lo que tiene siempre pendiente por hacer con solamente dos días disponibles, y que se tome el tiempo para visitarnos. Espero con mucha alegría su llegada y, apenas entreveo el auto que se estaciona y él se baja, voy a su encuentro a paso rápido, acortando la distancia que va quedando entre los dos lo antes posible. Ver a un amigo, sobre todo a alguien tan especial como Fernando, me llena de tal emoción que lo recibo con un gran abrazo prolongado y caluroso y, me suelto a llorar como una niña. El pobre no sabe qué hacer ante mi tan inesperada reacción y me trata de consolar lo mejor que puede.

Aprovecha también para saludar brevemente a Patricia tirada en la cama dormitando como de costumbre. Ni siquiera le ofrezco conocer el resto del campamento. Los visitantes no son bienvenidos entre los enfermos. Estos últimos sienten que con los perfumes y químicos que usan a diario, les infectan el único ambiente puro que poseen.

Fernando me invita a almorzar en un restaurante que descubrió mientras venía, justo antes de la salida de la autopista. Acepto la invitación con entusiasmo deseosa de disfrutar una comida en un lugar normal, con un amigo cercano, y salir de mi realidad del campamento. Durante el almuerzo, me pone al tanto de los últimos acontecimientos en su vida, detalles sobre su trabajo y los frecuentes viajes que debe hacer entre México y los Estados Unidos. Evitará también hacer comentarios sobre el campamento donde me encuentro en estos momentos, y mucho menos, sobre mi situación con Patricia. Su visita, aunque corta, me ha reanimado. La soledad en la que me encuentro es realmente abrumadora.

*****

Ya ha transcurrido un mes y esta semana, le están aplicando a Patricia otros tratamientos de inmunoterapia. Mientras conversamos, entra una mujer de mi edad, acompañada de un caballero de apariencia joven, bastante menor que ella y se nos presenta diciendo en español:

«¡Entonces, ustedes son las famosas venezolanas de esta clínica! Las enfermeras me habían hablado ya de ustedes. Mucho gusto, me llamo Julia. Nací en el Líbano, llegué a Venezuela muy joven y viví muchísimos años en Caracas. Tuve un ataque anafiláctico en el que estuve entre la vida y la muerte, pero sobreviví como ven, y estoy aquí para hacerme unos tratamientos. —Luego, señalando al joven y presentándonoslo, agrega—: es uno de mis hijos que me acompaña».

«¡Qué emoción! Lo que menos me pude haber imaginado fue que conocería, nada más y nada menos, a una venezolana en un sitio como

- 73 -

JUNTAS CONTRA EL VIENTO

éste. ¡El mundo es un pañuelo!», le digo conmovida y siento que ella también lo está.

Entre prueba y prueba, nos pasamos la tarde conversando y contándonos cómo llegamos allí. Me describe en detalle las experiencias vividas durante sus años en Venezuela, el camino que se forjó para lograr el éxito personal y profesional como gerente general de una compañía automotriz norteamericana con sede en Venezuela y, del que disfruta hoy día. Se nota que todavía extraña la vida que dejó atrás antes de emigrar a los Estados Unidos. Es tan interesante, simpática y conversadora, que me siento como si nos conociéramos desde hace muchos años.

Una semana más tarde, nos encontramos de nuevo con Julia y nos ha pedido quedarse unas horas con nosotras en el campamento mientras espera que su hijo la venga a buscar; no se quiere quedar sola en su apartamento. Se viene con nosotras y nos sentamos las tres en el porche a charlar.

Pasamos un buen rato conversando y a la hora, Patricia la observa palidecer. Después de mucho indagarle, termina confesándonos que no se siente bien. Parece que es alérgica a la grama, pero no lo mencionó cuando le ofrecimos sentarnos afuera porque no quería preocuparnos.

«¿Cómo no nos dijiste antes que eras alérgica a la grama?», le pregunto yo sin esperar respuesta, mientras corro preocupada a buscar la preparación de serotonina que tenemos para los casos de emergencia de Patricia.

¡Ya son las 6:00 de la tarde y la clínica del doctor Rea está cerrada! ¿Qué hago si me toca llevar a Julia a la sala de emergencias de un hospital normal?

Estas ideas se apoderan de mi mente a la velocidad de un rayo, mientras con manos temblorosas, le trato de dar unas gotas combinadas con un poco de vitamina C, que según me contaron, ayudan a calmar las reacciones alérgicas. Esta mezcla es la que le prepararon a Patricia en la clínica. Aunque es específica para ella, decido usarla en Julia de todas maneras para ver si la ayuda un poco.

Le insisto también para que use la máscara con el oxígeno de Patricia. Renuentemente se la pone un rato.

Yo ya no sé qué hacer para ayudarla y como último recurso, se me ocurre darle unos masajes en los pies para relajarla.

Después del susto y sintiéndose mejor, comenzamos a comentar todo lo ocurrido, sobre todo las reacciones que cada una tuvo ante la emergencia. La más alterada había sido yo. Ellas dos, riéndose de cómo me tiemblan las manos cuando me pongo nerviosa. Aunque Patricia está

ANA MARÍA ANDRADE

acostumbrada a la tembladera de manos que me ha acompañado toda la vida.

«Por lo menos lo estamos tomando en broma», les digo al final.

La tempestad

La humedad es insoportable en Dallas. Es una lucha constante para controlar el moho que se forma en cualquier lugar u objeto, por ser el peor enemigo de la gente alérgica. Vivimos con el aire acondicionado prendido para secar un poco el interior de nuestra nueva vivienda: un remolque.

Hace varias semanas, nos mudamos a un remolque que desocuparon. Aunque pequeño y de un sólo cuarto, no compartimos baño con nadie: un gran alivio sobre todo para mí, que vivo siempre preocupada por no causarles problemas a otros enfermos.

Este es además período de lluvias. Hay tempestades fuertes, especialmente la de esta noche. Los truenos son estruendosos y los relámpagos tienen tanta fuerza que iluminan todo el cielo como luces de bengala sacudiendo el remolque.

Nunca les hemos tenido miedo a las tormentas, pero ésta no se parece a ninguna antes vivida. Ambas estamos muy nerviosas. Como estos remolques no descansan sobre tierra firme sino sobre una base de metal, son más propensos a atraer los rayos y a recibir descargas eléctricas.

¿Qué es esto?, me digo levantándome de repente de la cama.

Patricia me mira con cara interrogante, sin saber cómo reaccionar. En dos zancadas me paso a su cama y nos sentamos las dos abrazadas, rezando para "que no nos parta un rayo", como se dice popularmente.

Pasamos una hora de angustia escuchando el retumbo alrededor, seguido del resplandor en el firmamento. Nos recuerda un espectáculo de fuegos artificiales, sin incluir el temblor tan potente de nuestro remolque, que parece que se fuera a voltear.

Por fin, después de una hora que a mí me ha parecido una infinitud, regresa la calma y podemos retornar a dormir el resto de la noche.

*****

Menos mal que hace poco se desocupó una casa rodante con dos cuartos separados por un baño y acabamos de pasarnos allí. Además, queda más cerca de la cocina. Es también más práctica porque cada una tiene su propia habitación que podemos cerrar por la noche para dormir tranquilas. Es, además, una comodidad enorme para mí; no necesito dejar afuera a la intemperie ni ropa ni papeles. Si quiero leer, puedo tener la luz prendida hasta tarde sin molestar a Patricia.

¡Qué felicidad, el bienestar de tener cuarto propio! Me parece haberme mudado a una mansión. Increíble que cosas en extremo sencillas como ésta, representen tanto para mí.

*****

Han transcurrido varias semanas desde el episodio de la tormenta y Patricia comienza a quejarse de dolor en el área del hígado.

Sin embargo, yo tengo que viajar a New Jersey este fin de semana. Hace seis meses que solicitamos la nacionalidad americana. Mi cita para el examen de historia y el juramento es la semana próxima en el departamento de inmigración donde mandamos la solicitud.

Juan Manuel y yo vamos a intercambiar lugares: él se quedará acá mientras yo me iré una semana a New Jersey.

He estado estudiando para el examen todos estos días mientras sueño con la semana que voy a pasar allá. Serán unas vacaciones para mí. Tengo muchas ganas de ver a Roberto y estar con él, regresar a mi casa y vida de antes, aunque sea por unos pocos días, dormir en una cama de verdad, en una casa real, y sobre todo, estar entre gente que no habla para nada de reacciones alérgicas.

Voy muy animada a buscar a Juan Manuel al aeropuerto y de regreso por el camino, nos ponemos al día con más detalles sobre la rutina y aventuras de ambos. Sin embargo, al llegar al campamento, Juan Manuel se baja del coche y solamente al poner los pies al suelo, da un par de vueltas en círculo observando todo lo que nos rodea. Se dirige luego hacia mí, muy contrariado e incrédulo con el panorama que tiene delante de sus ojos y me dice:

«¡No Ana María, no se pueden quedar en este lugar! ¡Tienen que irse! Yo me lo imaginaba muy sencillo cuando me lo describías. Jamás pensé que fuera tan deprimente y desolador».

Trato de calmarlo un poco. El impacto en Juan Manuel ha sido aún más fuerte de lo que me esperaba:

«No tenemos otra alternativa. No conocemos otro lugar en el que Patricia pueda sobrevivir en estos momentos. ¡Por lo menos está atendida por un médico!», le contesto sin olvidar mencionar este último detalle porque sé que para él es muy importante.

A duras penas se tranquiliza un poco y después de saludar a Patricia, se resigna a seguir probando los tratamientos y principalmente, a que nos quedemos allí.

JUNTAS CONTRA EL VIENTO

Primer viaje a New Jersey

El avión acaba de aterrizar. Desde el primer momento en que piso suelo en New Jersey, logro contener a duras penas un par de lágrimas que emergen por la intensa sensación de felicidad que me embriaga. Voy a buscar a Roberto donde mi amiga Catherine. ¡Qué profunda alegría me produce el verlo después de tanto tiempo de ausencia! Él también está feliz y no para de contarme todo lo que ha hecho desde que Juan Manuel lo dejó.

Llegamos a casa y redescubro mi vecindario y mi casita, considerada chiquita y común para el estándar americano, rodeada de su jardincito verde, se me hace la más linda de todas.

Al entrar, voy de cuarto en cuarto observando cada rincón y objeto. Aún el más insignificante es como una revelación; como si nunca antes hubiese presenciado este entorno. ¡Me siento tan privilegiada de poderlo disfrutar! La salita, con sus persianas a las que nunca antes les había dado mucha importancia, ¡me parece tan acogedora! La cocina con sus gabinetes blancos y, aunque chica, ¡se me hace en su integridad increíblemente hermosa!

¡Dormir en cama con colchón y almohada, fabuloso!, me repito cada noche al acostarme y duermo como no lo había hecho en casi un año.

Lo mejor es visitar y conversar con amigos como los Arango con quienes nos hemos sentido siempre muy compenetrados. Los conocemos desde hace más de siete años. Ambos son colombianos y tienen dos hijos. Los conocimos a través de un amigo en común cuando se mudaron al pueblo contiguo al nuestro. Desde que nos conocimos, nos hemos entendido muy bien y hemos estado siempre en contacto, compartiendo muchas fiestas y ocasiones especiales juntos. Los consideramos como nuestra familia.

¡Qué sensación tan increíble!, poder estar con gente que uno conoce y quiere, después de llevar semanas rodeada las 24 horas de personas desconocidas y con las que tengo un sólo lazo en común: una enfermedad y, la supervivencia en un mundo tan precario como es el de la sensibilidad al medio ambiente.

*****

Hoy se festeja el día de las madres. Roberto y yo hemos aceptado la invitación de la familia del mejor amigo de Roberto, Anthony Allocca.

Conocemos a los Allocca desde que Roberto y Anthony comenzaron a ir al preescolar a los 18 meses de edad. Siempre han estado juntos durante las horas de colegio y después de ella: en clases de natación, de karate, de deportes, de música, etc.

ANA MARÍA ANDRADE

¡Qué velada tan especial! Para todos ellos es una fiesta más que comparten en familia. Mientras Roberto juega feliz con Anthony, yo he hallado de nuevo sensaciones como las de haber podido usar maquillaje y perfume, haberme vestido con ropa elegante, sin necesidad de lavarla diez veces con vinagre y bicarbonato de sodio para desinfectarla y, sobre todo, estar cerca de personas sin la preocupación de causarles reacción alérgica alguna.

Es una semana en la que me parece estar viviendo una de esas películas de ciencia-ficción donde el protagonista pasa de un mundo a otro sin saber cuál de los dos es el real. Esta venida a New Jersey me ha hecho reflexionar sobre la diferencia tan grande entre el mundo de los enfermos de sensibilidad ambiental y el de New Jersey. ¿Cuál es el real?

«¡Entonces, cuéntanos cómo está Patricia!», me preguntan los demás con curiosidad y yo me encuentro corta de palabras tratando de explicarles sobre ese ambiente. Nunca lo entenderán. Uno en realidad no tiene idea de que haya gente que subsista con ese estilo de vida sino hasta que lo vive uno mismo. Si me lo hubiesen contado a mí, no lo habría creído.

*****

Después de siete días de estadía, hoy tomaré el avión para intercambiar puestos con Juan Manuel. Me siento satisfecha de haber tenido una semana muy productiva. Obtuve, asimismo, la tan anhelada nacionalidad con más facilidad de lo que me esperaba.

El día de la cita, me encuentro en los salones de las oficinas de inmigración, repasando la información del folleto sobre las famosas cien preguntas que le hacen a todo solicitante sobre la constitución americana. En espera de ser llamada a tomar el examen para el que había pasado largas horas preparándome, un agente del servicio de inmigración nos informó que habían decidido eliminarlo por las numerosas solicitudes recibidas y procesadas ese mes. Nos iban a otorgar la nacionalidad sin tomar el examen y, podíamos pasar directamente a prestar juramento para recibir el certificado oficial.

Al escuchar la información, los centenares de asistentes (entre ellos, personas de avanzada edad como una señora de 82 años que se encontraba a mi lado), levantamos los brazos gritando de júbilo, cada uno en nuestro idioma de origen.

Salí del inmueble pensando incrédulamente que, con el certificado que llevaba en las manos, podía dirigirme esa misma tarde al correo para obtener el pasaporte americano.

Sumado a ese acontecimiento, lo pasé de lo mejor con Roberto.

«Entonces, ¿dónde te provoca cenar esta noche?», le preguntaba cada tarde al recogerlo del colegio.

Los ojos se le iluminaban y me contestaba con una gran sonrisa: «Hoy prefiero comer pizza».

Cada día de la semana, lo cerramos con broche de oro cenando su comida favorita: un día fue de hamburguesas, otro día de perros calientes, otro día de pasta, etc. Nunca llegamos a repetir un restaurante. Para él era la gran oportunidad dorada que se le presentaba muy escasamente a diario: cenar fuera de casa, durante la semana, en período de clases y, en sus lugares preferidos.

¡Quién sabe cuándo nos volvamos a ver!, me digo con tristeza y rabia mientras manejo de regreso del aeropuerto después de haberme despedido de Juan Manuel que vuela de retorno a New Jersey.

La vesícula biliar y el tornillo

Desde el comienzo, el Dr. Rea le ha estado modificando a Patricia las proporciones de los componentes de los sueros que le ordena. Ha estado reaccionando a cada uno de ellos con síntomas diferentes: desde náusea, pasando por dolor de estómago, dificultades para respirar, migrañas, desvanecimientos, erupciones cutáneas y hasta constipación.

¡El doctor está tan frustrado como yo! No sabe qué más ofrecerle para que ella se reponga un poco y comience a comer algún alimento sin reaccionarle, discurro con desamparo al salir de cada consulta.

Él tiene la esperanza de que el aumento de la proporción de lípidos al eliminarle la dextrosa la ayuden con el peso.

Durante mi semana en New Jersey, Patricia tuvo un ataque de vesícula biliar. Parece que, como no ha podido sudar lo suficiente en el sauna ni evacuar normalmente, el cuerpo no ha podido procesar la cantidad de grasas que ha estado recibiendo.

Juan Manuel tuvo que llevarla de emergencia al hospital y la ecografía que le hicieron, confirmó la sospecha.

Menos mal que está bajo el cuidado del Dr. Rea, que no cree en cirugías innecesarias si hay otros medios menos invasivos. Sugirió una limpieza de emergencia de la vesícula biliar.

Nos dio una receta para reforzar las funciones del hígado, de la vesícula y, la limpieza de los conductos biliares.

«¡Manos a la obra! Ya compré todos los ingredientes necesarios», le digo a Patricia de regreso del supermercado.

Es un tratamiento que dura dos días en los que se toman diferentes alimentos como una manzana, jugo de limón, aceite de oliva y leche de magnesio a determinadas horas y en el orden, cantidad y combinación indicados para que sea efectiva.

Seguimos al pie de la letra comenzando el viernes por la noche y para el domingo por la tarde, podemos observar con gran estupor, la enorme cantidad de deshechos que Patricia expulsó.

Jamás habría pensado que una persona de tan bajo peso, alimentada únicamente con suero durante tantas semanas, pudiese tener semejante cantidad de cálculos biliares. Lo más impresionante, sin embargo, es, además, que lo haya logrado sin cirugía.

*****

Hoy conocí en la clínica a Jerry, un señor de Phoenix, Arizona, que se está haciendo tratamientos. Jerry es muy conversador. Enseguida que me vio, se acercó presentándose para saber de nosotras. Parece que conoce a todos los pacientes que entran en esa clínica y, como nosotras somos para él la novedad, las recién llegadas, estaba ansioso por conocernos.

Me contó que se había quebrado una pierna en años anteriores y le tuvieron que poner tornillos y placas. Me asegura que desde que le sacaron los tornillos y las placas de la pierna, se siente mucho mejor.

Jerry sigue la teoría de que el organismo humano es muy sabio y rechaza cualquier cuerpo extraño que tenga en su interior.

Me parece muy lógico su razonamiento y enseguida lo asocio con el tornillo que Patricia tiene en un dedo: una operación que le hicieron al rompérsele el meñique en una clase de karate hace años. El médico que la operó nunca se lo quiso volver a sacar; dijo que no era importante extraerlo. Además, lleva frenillos de metal desde hace más de tres años.

Me pregunto si todo este metal no será la causa del debilitamiento de su sistema inmunológico. Aprovecho la cita del día siguiente para mencionárselo al doctor quien me sugiere extraer ambos.

El tornillo no es muy sencillo ya que hay que anestesiarla y operarla. Patricia está muy débil en estos momentos para aguantar cualquier cirugía por lo invasiva que es.

Las dudas me agobian. *¿Estaré tomando la decisión correcta sometiéndola a una intervención para extraerle el tornillo del dedo?*

Resuelvo obtener una segunda opinión consultando con cirujanos especialistas de la mano. Me ordenan una serie de radiografías de las cuales, una del tórax. Esta última me afecta sobremanera: se puede observar la sonda que la alimenta, situada muy cerca al corazón. La imagen me ha impresionado de tal manera, que pospongo tomar una decisión al respecto.

Por el momento, me concentraré en hacerle sacar los frenillos. Es mucho más sencillo y menos invasivo.

Encuentro a un odontólogo en el mismo edificio de la clínica para que se los extraiga. Cuando le explico sobre la debilidad física de Patricia y la sonda que tiene puesta, se muestra renuente. No quiere correr ningún riesgo, pero al final accede. Además, he tenido que recurrir a muchas estrategias para convencerlo: que no le dé ningún calmante fuerte y, que sea a una hora conveniente donde no haya gente en la oficina por los perfumes de los demás. Hasta me atreví a pedirles a las enfermeras que ese día no se perfumaran.

Un metal menos en el cuerpo, me digo al salir de la oficina, satisfecha de haber logrado mi primer objetivo. Cuando estaban preparando a mi hija para la extracción de los frenillos, se me acercaron las dos enfermeras y casi en susurro me dijeron:

«No nos pusimos perfume hoy por su hija».

Me siento tan conmovida que las abrazo fuertemente a ambas por haberme complacido y sobre todo, que lo hicieran sin entender plenamente la razón por la que se lo pedí.

Queda el tornillo, lo más delicado, me digo al subir por el ascensor hacia las oficinas del Dr. Rea.

*****

Han pasado ya dos meses desde que le conectaron el catéter. Yo estoy desesperada por que coma algunos alimentos. El cuidado diario que un paciente con línea central requiere es muy estresante por los muchos riesgos de infección.

Hemos estado viendo al Dr. Rea casi todos los días y, a pesar de que Patricia sigue haciendo tratamientos de sauna y probando otros alimentos, todavía no le veo ninguna mejoría.

Hoy se ha sentido particularmente mal y con fiebre. Le pongo el termómetro a las 7 de la noche: 39 grados centígrados de fiebre. Le coloco unas compresas de alcohol, pero la fiebre en lugar de bajar, sigue subiendo. A las 10:30 cuando se la vuelvo a probar, le ha subido a 40 grados centígrados.

Llamo desesperadamente al número de emergencia del Dr. Rea y después de unos minutos (una infinitud para mí), me sugieren que la lleve directamente a la sala de emergencias del hospital.

Presa del pánico, la desconecto del suero y arrancamos las dos para allá. El trayecto se me hace interminable. Desde niña, Patricia siempre ha sufrido de fiebres altas y tengo un susto tremendo de que ésta le cause convulsiones.

De adolescente, yo tuve un perrito pekinés al que estaba muy apegada. Se murió de convulsiones por no haberme dado cuenta a tiempo de que la fiebre alta había sido la causante. Nunca me he podido recuperar de esa experiencia, sobre todo que murió en mis brazos en la oficina del veterinario. Para mí, fue como haber perdido a un familiar.

Todos estos sentimientos de miedo, pánico, impotencia y frustración, pasan por mi mente durante el trayecto. Claro que no digo ni una sola palabra, además de que ella está casi delirando.

Llegamos a la sala de emergencias y nos toca esperar. Todos nos miran de forma rara como si fuésemos leprosas: Patricia se ha tenido que poner la máscara de tela para protegerse de los químicos de ese ambiente.

Es una sala de emergencias de hospital normal, sin cuidados especiales para enfermos sensibles a los químicos. Así que, al pánico que siento por las consecuencias de su fiebre alta, se le unen los temores de estar cerca de varias personas que se encuentran allí: sus perfumes, el olor a detergente y demás productos químicos que han usado para lavar

JUNTAS CONTRA EL VIENTO

la ropa, son olores excesivamente fuertes para nosotras. Después de haber vivido varios meses en un lugar desprovisto de todo químico, no sé dónde esconderla para evitarle una reacción.

«¿Por qué lleva máscara esa chica?», les pregunta un niño a sus padres.

«Debe tener SIDA», le contestan los padres al niño que no entiende la explicación.

Mi hija y yo intercambiamos miradas. No sé si estoy soñando todo esto o no.

Le toca por fin el turno a ella y le tienen que inyectar antibióticos para controlarle la fiebre que ha llegado a un punto muy peligroso.

Como era de esperarse, pasó toda la noche vomitando por el antibiótico suministrado y tuvimos que pasarla en el hospital hasta que la fiebre le bajó.

A la mañana siguiente, somos las dos primeras en llegar a la clínica del Dr. Rea para una consulta.

¿Destino? ¡Creo que sí!

El Dr. Rea no se encuentra en la clínica hoy; lo remplaza su colega. Siguiendo mi instinto, tomo entonces la decisión de que le quite la sonda. El Dr. Rea no lo habría permitido, pero como éste nunca antes la había atendido, accede frente a todos mis argumentos y él mismo se la saca.

«¡No hay mal que por bien no venga! Aquí tenemos la excusa para tomar una decisión drástica. No tienes auxilio para alimentarte de ahora en adelante, así que tenemos que buscar la manera de hacerlo con comida normal, sin ayuda alguna», le digo en el coche, de regreso al campamento.

«El cuerpo humano es muy sabio, no puede resistir un objeto extraño como lo es una sonda durante tanto tiempo. Tiene que rechazarlo a la larga y aún más, después de dos meses», le termino de argumentar.

No me concentré mucho en cómo iba a hacer Patricia para sobrevivir sin ese alimento; lo poquísimo que come por su cuenta no es suficiente para mantenerse con vida. Lo único que puede comer es media taza de algún alimento molido o licuado, aunque no es suficiente para mantener el escaso peso que tiene. No obstante, por ahora estoy satisfecha y contenta con el hecho de haber parado esos sueros.

Han pasado cuatro días y comienzo a preocuparme seriamente por su falta de alimentación. Le pedimos ayuda a la nutricionista de la clínica y hoy tenemos cita con ella.

«La verdad es que lo poco que come no llega ni a las 500 calorías. Necesita por lo menos 800 para mantener su peso actual», nos dice después de observar la insignificancia que puede ingerir.

«Prueben a introducir papaya, tiene muy buenas enzimas», agrega al darnos una lista de la dieta de la rotación. La estudiamos con detenimiento ya que los alimentos están agrupados en forma totalmente diferente a los que acostumbro a ver. Patricia deberá comer un alimento a la vez sin mezclarlo con otros del mismo grupo y, cada cuatro días, puede repetir diferentes de la misma categoría.

Nos trata de crear una dieta para que Patricia llegue a consumir 800 calorías, pero yo preveo una enorme dificultad. ¡Qué chasco! Por fin logramos organizar una lista con los recomendados, aunque nunca antes los he oído mencionar. No sé si los podrá comer.

Estoy tan desesperada por que coma, que me toca armarme de valor e ir de cacería en las diversas tiendas naturistas de los alrededores, para ver si consigo los vegetales y tubérculos que nos han recomendado.

Patricia está cansada. Cada vez que le muestro un alimento, me mira y no dice nada. Su energía ha bajado muchísimo más a raíz de esta complicación.

*****

Saliendo de la consulta, me dedico a buscar un lugar donde instalar a Patricia, mientras voy a comprarle lo de la lista. Descubro entonces una sección del laboratorio de la clínica donde en varias ocasiones hemos encontrado una que otra sala vacía. Nos damos cuenta de que justamente hoy no hay nadie y como esa área está tan ocupada con pacientes que van y vienen para hacerse pruebas de sangre, nadie nos presta mucha atención. Siendo así, instalo a Patricia en una camilla que tienen en una de las salas para que pueda dormir.

Nos sentimos las dos como si estuviéramos infringiendo las leyes del lugar y que un guardia de seguridad nos fuera a sacar del cuarto. En realidad, lo único que necesito es un lugar tranquilo para que se pueda recostar y dormir mientras yo hago las diligencias.

Conseguí solamente algunos alimentos porque los otros no los tienen. Hay que mandarlos a pedir por ser considerados exóticos: son difíciles de conseguir.

De regreso a la clínica, mi hija me cuenta que nadie le ha reclamado ni la ha echado de la sala. Pudo dormir y descansar un poco.

Regresamos al campamento, la instalo y me encamino a prepararle unas algas marinas que compré hoy: *nori, dulse y kelp*. Es toda una experiencia para mí porque nunca las he usado en las comidas. Sin embargo, siento que le urge ingerirlas: está muy falta de minerales y, es la única manera en estos momentos de que se reponga un poco.

No sabemos cómo reaccionará a ellas, así que comienzo a experimentar su cocción. Estas algas las venden en láminas oscuras del espesor de un papel. Las caliento en un sartén hasta que se encogen con el calor.

Las doblo en cuatro y se las llevo a la pieza con mucha ansiedad y expectativa. Intenta comer un pedacito, esperamos para ver si hay alguna reacción...

«Creo que no me caen mal», me dice.

Siento un alivio inmenso, después del esfuerzo realizado con la elección, el estudio de todos los tipos de algas y sus diferentes marcas para ver cuál digerirá mejor y, la preparación de algo totalmente extraño a mi escasa experiencia culinaria.

Las algas son buenas para absorber minerales, pero no tienen las calorías que se necesitan para mantener el peso, discurro al final.

Después de estudiar detenidamente la dieta de la rotación obtenida en la clínica, escogemos un menú. Ayer sábado, experimenté con frijoles negros.

¡Me toma una enorme cantidad de tiempo y esfuerzo cada vez que tengo que prepararle cada alimento para que no le caiga mal! No puedo echarle ningún condimento, ni siquiera sal, solamente hervirlos u hornearlos.

«No puedo creer que te hayas pasado dos horas experimentando para prepararle únicamente unos pocos frijoles», me dice una de las señoras al observar todo el movimiento que estoy creando en la cocina.

«Eso es lo único que puede comer en cada comida. Para mí es una victoria si se llega a comer un par», le contesto esperanzada.

Le llevo los frijoles negros al cuarto. Le toca comérselos literalmente uno por uno, darse masajes en el estómago entre uno y otro sin poder comer más de esos pocos. No le caen muy bien que se diga; le han producido dolor de estómago.

Esto es muy frustrante, me digo con rabia, que después de tanto esfuerzo, no los haya digerido como lo esperaba.

*****

Hoy es domingo, 6:00 de la tarde y voy a experimentar con espárragos. Los pongo en una olla con agua y regreso a la casa rodante a ver cómo sigue ella. Me entretengo un poco y cuando regreso a la cocina a recuperarlos, me doy cuenta que el agua se ha evaporado más rápido de lo que pensaba (como son estufas eléctricas, calientan inmediatamente) y se me han quemado.

¡Qué desgracia! Me pongo a llorar de la frustración. No tengo más espárragos. A esa hora, todos los supermercados están cerrados, sobre todo los de comida natural. Patricia no tiene otro alimento para comer porque está en la dieta de la rotación y no puede comer otra cosa del mismo grupo el mismo día.

Alguien me sugiere que vaya al supermercado del pueblo por si está todavía abierto.

Literalmente, el centro del pueblo tiene un supermercado, un abasto donde venden un poco de todo, un cafetín, una joyería y al frente, el conocido restaurante de hamburguesas gigantescas. Claro está, tanto ese supermercado como los demás almacenes están todos cerrados.

De regreso al campamento, Stefanie me regala unas alcachofas que ella tiene para salvar la situación.

Salgo un rato al porche donde está con su mamá. Ella está comiendo en ese momento un trozo grande de pavo. Me da una envidia inmensa el ver que pueda comer tan bien, mientras que Patricia apenas puede probar bocado.

«¡Es increíble lo que logras ingerir!». Le cuento nuestra última experiencia y ella me sugiere que Patricia intente comer carne de caza conocida en inglés como *wild game*.

«A mí me ha funcionado. Como tampoco podía ingerir nada, decidí probar carne de antílope, de oso, etc. ¡Que Patricia pruebe también! A mí me ha salvado la vida».

«Pero, ¿dónde consigues esa carne?», le pregunto intrigada.

«Algunas se consiguen en la tienda orgánica que le suministra al Dr. Rea y las otras se las ordeno a una persona especializada en venta de carne de caza. Tiene sede en Ohio y los pedidos sólo toman 24 horas en llegar. Viene todo empacado en un contenedor de anime tipo neverita. Llega en buen estado ya que la carne está protegida con hielo seco. Hasta ahora me ha ido bien con ese distribuidor».

Me presta el catálogo. Se puede elegir entre hamburguesas y bistec. Estoy asombrada de que exista un mercado con esa variedad de animales para comer: todo tipo de pescado además de carne de canguro, antílope, venado, faisán, oso, león, serpiente cascabel, antílope africano, oryx, cocodrilo, castor, avestruz, cebra, tortuga, llama, castor, mapache, etc.

«Prueba una de mis hamburguesas de venado para ver si Patricia la digiere bien antes de hacer el pedido, porque no se puede devolver», me ofrece muy amablemente.

Aceptamos la hamburguesa. La preparo en el sartén sin agregarle nada; ni aceite ni sal... la pura carne. Se la llevo a Patricia y nos preparamos para el experimento...

Ella prueba un pedazo, esperamos un rato, y...

«¡Qué bien, funciona, no reaccionas! ¡Hemos encontrado algo que puedes comer!», le grito entusiasmada.

Ella también me devuelve una sonrisa de satisfacción.

Me lanzo entonces al estudio más detallado del catálogo para ver qué mandamos a pedir para experimentar.

JUNTAS CONTRA EL VIENTO

Pedimos hamburguesas de antílope, venado y canguro para empezar. Al mismo tiempo que experimentamos con vegetales y tubérculos, tenemos un poco de ayuda con las hamburguesas. Es así como Patricia hace tres comidas al día de media hamburguesa cada una y, de diferentes tipos de carne de caza.

*****

Durante todo este tiempo, Patricia ha bajado todavía más de peso: está en 32 kilos. Yo estoy desesperada porque no logramos agregarle ningún otro alimento a la dieta.

¡Me da tanta impresión ver lo esquelética que está! Cuando se cambia de ropa delante de mí, yo me volteo para no mirarla. Luce igual a esas fotos de niños desnutridos de Etiopia que uno ve en tantas revistas. Se me encoge el estómago y me da una opresión muy fuerte en el corazón de verla en el estado al que se ha reducido.

La comparo a dos años atrás cuando estaba en su apogeo con el tenis, con piernas y brazos musculosos. Ahora se le pueden delinear fácilmente los huesos de todo el esqueleto. Me entra una pesadumbre enorme sólo de pensar en lo activa que había sido en los deportes, en todos los partidos de tenis a los que había competido con esa fuerza mental con la que ella les ganaba a sus contrincantes.

Recuerdo la última vez que participó en un campeonato para su colegio. Era un partido contra el colegio rival. Todas habían terminado de jugar y ella siguió dándole guerra a su adversaria hasta que oscureció y terminó ganándole a pesar de la falta de luz. No claudicó nunca en todo ese tiempo, con ese entusiasmo con el que estuvo corriendo detrás de la pelota, atrapándola aún en los lugares más difíciles de alcanzar. Fue un partido increíble. Todas las chicas estaban alrededor de la cancha haciéndole barra, a pesar de que ya habían terminado todos los demás partidos.

En las clases de Karate, también se observaba esa energía que llevaba por dentro. Subió de nivel más rápidamente que los otros estudiantes que llevaban muchos más años que ella practicándolo. Logró además tener una postura tan buena, que el mismo profesor la invitó a que le modelara para un libro que publicó sobre los distintos movimientos de defensa de Karate.

Cuando pienso en eso, me entra todavía más tristeza al verla postrada allí. Tirada como un saco de patatas, sin una gota de energía (da dos pasos y ya se cansa), reducida a puros huesos.

Es tal el extremo al que ha llegado, que ni siquiera tiene suficiente poder de concentración. Más allá de los 60 segundos literalmente, no entiende nada de lo que los demás le dicen. Yo me sorprendo cuando le pregunto:

«¿Qué piensas de lo que dijo fulanita?».

«La verdad es que no sé de qué siguió hablando», me contesta.

Me quedo asombrada del cambio tan drástico que le ha ocurrido. Ni siquiera se trata de conversaciones muy abstractas o intelectuales como para decir que sean difíciles de entender.

Eso es lo que más me deprime; compararla a la Patricia de antes.

«¡Es una niña tan llena de vida y de energía!», siempre me dijeron sus maestros, desde muy chiquita.

No queda ni rastro de esa joven que llevaba por dentro tanto entusiasmo, me repito a menudo en momentos de pesadumbre.

La grama y la gasolina

Hoy es lunes, día de cortar la grama y hay que eludirlo. Pero tenemos pereza de ir a la clínica a refugiarnos como de costumbre. Es en realidad un trajín. Patricia me sugiere que vayamos a un parque ubicado bastante cerca del pueblo.

La preparación de la mañana nos agarró cortas y, para cuando estamos listas, ya han comenzado. Nuestra resolución del conflicto es, por lo tanto, alejarnos del área lo antes posible. Preparo el coche, lo prendo y nos toca atravesar el campamento para llegar a él, justo por donde están cortando la grama. Nos apresuramos y arrancamos a todo dar.

Llegamos al famoso parque, que en realidad es una extensión de tierra árida, donde la carencia de grama afluye por todo lo largo y ancho. Las hojas verdes de dos enormes árboles frondosos es lo único que muestra una tímida presencia de verdor. Asimismo, un par de bancas al pie de sus troncos, invitan al turista a refugiarse del intenso calor que el abrasante sol le brinda.

La zona es totalmente desoladora; nosotras dos somos los únicos seres vivientes en el entorno. Patricia se recuesta en una de las bancas y yo la imito. Cada una en su mundo; ella, en el de los sueños y yo, en el del desaliento. Nos quedamos hasta el mediodía, calculando que ya para ese entonces habrán terminado de cortar la grama.

De regreso al campamento, estaciono el auto y nos dirigimos hacia nuestra casa rodante. De repente, ya casi llegando, Patricia me dice: «No puedo caminar; no tengo fuerzas en las piernas».

Acto seguido, se desploma al suelo. Me volteo incrédula con lo que estoy viendo. Suelto todas las bolsas que tengo para ayudarla a levantarse. Como no puede mantenerse de pie me toca cargarla hasta la casa.

«¿Qué pasó? Si estabas bien en el parque y hasta caminaste un poco», le pregunto una vez instalada en la cama.

«No lo sé. Mientras caminaba, las fuerzas se me iban. Siento como si las piernas fueran de gelatina», me contesta ella, asombrada también con la reacción.

¡Justo lo que nos faltaba! Hace unos minutos se movilizaba sin ayuda alguna y de repente, que deje de hacerlo, ¿Qué podrá ser?, reflexiono encaminándome hacia la cocina para prepararle la media hamburguesa del almuerzo.

Consigo una cita con el Dr. Rea para el día siguiente y paso la tarde conversando con los demás en busca de sugerencias. Todos mencionan vagamente la posibilidad de una manifestación alérgica. No obstante, nadie declara con convicción el conocimiento de una causa específica. La falta de seguridad en sus opiniones me despista aún más. Habitualmente, los veteranos me plantean con mucha certeza sus ideas y la enumeración de un sin fin de ejemplos contundentes.

De esa plática, retengo como lección especial, que el organismo reacciona en forma diferente de acuerdo al alérgeno y a la debilidad de los órganos de cada persona en un momento determinado.

Ya es de noche y Patricia sigue sin reaccionar. *Además de alérgica, paralizada. ¡Qué horror!*, discurro con desánimo.

Casi no puedo dormir. Es una noche de puras pesadillas. Me la imagino pasando el resto de su vida postrada en silla de ruedas. Ahora sí que se complicaron las cosas. ¡Me siento tan descorazonada!

La mañana siguiente intenta caminar, pero no hay mejoría. ¡Sigue paralizada! Me resigno y la llevo en brazos hasta el auto. Al llegar a la clínica del Dr. Rea, me toca cargarla hasta la oficina, pasando por el ascensor, los pasillos, etc. Es un camino largo en esas condiciones... ¡Por fin llegamos!

«Es una reacción a la grama recién cortada», me dice el Dr. Rea apenas la examina.

«¿Cuánto tiempo va a durar paralizada?», le pregunto enseguida.

«No se sabe. Cada cuerpo responde de manera diferente. Puede que dure un par de días o, una semana o, quizás más», replica él.

¡Qué tal que dure toda la vida! Ese pensamiento resuena en mi mente como un eco segundo tras segundo.

Decido no alquilar una silla de ruedas con la esperanza de que toda esta reacción sea pasajera. Así que, para subir a la oficina de la clínica, meterla o sacarla del auto, llevarla a la casa e incluso, llevarla al baño, tengo que cargarla. Aunque pesa apenas 32 kilos, es bastante fatigoso para mí.

A pesar de albergar en mi interior la esperanza de que se recupere en cualquier momento, cada vez que la llevo en brazos, aflora el sentimiento de que no vuelva a caminar nunca más. Entonces, me invaden una tristeza y depresión tales, que a duras penas logro contener mis ataques de pánico delante de ella. Tengo que hacer un esfuerzo sobrehumano para darle ánimos y mostrarme positiva. Ella también está en extremo decaída.

Tengo la impresión de estar sola en el mundo, llevando sobre los hombros una responsabilidad más pesada de lo que puedo soportar y, enfrentando una situación sin solución alguna. Me parece andar por un sendero sin destino, lleno de obstáculos cada vez más insuperables.

A la vez, las personas que me rodean en la clínica o en el campamento, parecen medio borrosas, como si pertenecieran a otro mundo, a otra dimensión. A pesar de que ofrecen ayudarme, siento que nadie comprende por lo que estoy pasando. No entienden mi tragedia porque viven en otro planeta. Esa soledad que me envuelve, me abate todavía más.

Poco a poco, va recuperando fuerzas en las piernas. Gradualmente comienza a dar algunos pasos y a la semana, gracias a Dios..., ¡logra caminar por sí sola!

*****

Tengo cita en la clínica esta mañana y se me olvidó ponerle gasolina al coche. En general, siempre tengo el tanque lleno para no verme en la necesidad de parar en ninguna gasolinera cuando Patricia está conmigo.

¿Cómo hago para llegar? Lo que tengo no me va a alcanzar. No tengo elección: debo detenerme a llenar el tanque con ella dentro del auto si no quiero quedarme varada en plena carretera. ¡Eso sí sería peor!, pienso mortificada.

Con los vidrios del coche y la entrada de aire cerrados, el aire acondicionado a todo dar, el purificador de aire del auto prendido al máximo, la máscara de oxígeno puesta, nos paramos en una gasolinera

No debería afectarla mucho con toda esta ayuda, me digo para justificar mi decisión.

Lleno el tanque de gasolina lo más rápidamente posible y seguimos hacia la clínica. Todo va bien hasta que llegamos allá y Patricia comienza con un ataque de asma tan fuerte que apenas puede respirar. Menos mal que el Dr. Rea la examina enseguida y me dice que fue causado por la gasolina.

Seguirá con el ataque de asma durante tres días, en los que se mantendrá con oxígeno día y noche.

Desde ese episodio, mantengo el tanque del auto lleno de gasolina.

ANA MARÍA ANDRADE

El homeópata

En lugar de mejorar, Patricia se debilita día a día. Alguien en el campamento me habló de un homeópata muy famoso, el Dr. Hicks, con consultorio en las afueras de la ciudad.

Enseguida me pongo a investigar para conseguir una cita con él sin participárselo al Dr. Rea porque sé que va a estar en desacuerdo.

Su consultorio queda a unos 45 minutos y, aunque el ambiente no está tan controlado para personas sensibles a químicos como en la clínica del Dr. Rea, nos vamos allá intrigadas y armadas de oxígeno, bolsas y bolsitas que necesita para sobrevivir un lugar público normal.

A la llegada, esperamos por lo menos hora y media para poderlo ver a pesar de tener cita. Sus consultas duran usualmente dos horas, incluso más. Así que hay que calcular toda una tarde o una mañana para ser atendido. Para nosotras es como una excursión.

Decidimos aguardar afuera del edificio: la sala de espera tiene alfombra, muchas revistas y periódicos y, no hay restricción del uso de perfumes. Patricia se sienta en el suelo junto a la entrada. Yo entro y salgo del consultorio para chequearla cada diez minutos y mientras, ella comienza a conversar con otros pacientes que esperan también allí.

Tienen problemas de sensibilidad ambiental como ella y vienen de la ciudad de San Antonio que, aunque localizada en el mismo estado, les tomó más de un día en coche porque lo hicieron por etapas. Creen tanto en este homeópata que nos infunden ánimo para que nos sintamos bien de haber tomado la decisión de verlo.

El dispensario es bastante espacioso. Hay varias salas de espera y además, tiene una sección de farmacia donde preparan las medicinas homeopáticas.

¡Por fin llega nuestro turno! Pasamos a una de sus oficinas, muy grande y, donde se observan un sin fin de computadoras de todo tipo y medida, colocadas desordenadamente sobre mesas en derredor.

Finalmente hace su entrada el tan esperado Dr. Hicks. Es un hombre bajo, bastante gordo y barrigón, de abundante pelo y ojos negros. Después de presentarse, le pide a Patricia que se siente frente a un monitor de pantalla gigante y le toma una mano, mientras yo observo intrigada cómo saca un dispositivo de metal parecido a un bolígrafo y conectado a una máquina electrónica, enchufada a su vez al monitor. Ese artificio es en realidad una máquina *Theratest*, que nunca antes había oído mencionar y que supuestamente, debería medir los impulsos eléctricos emanados por los meridianos del cuerpo humano a través de los puntos de acupuntura. Según su inventor, esta máquina puede detectar toxinas en el cuerpo y es usada por muchos homeópatas.

JUNTAS CONTRA EL VIENTO

Después de más de una hora de análisis, en la que le presiona con la punta de esta especie de bolígrafo, cada milímetro de la palma de la mano y cada dedo, le encuentra varios problemas. Sin embargo, el más grave es el de las muelas del juicio que le están bloqueando toda la energía.

«Hay que quitárselas. Mientras, le voy a preparar unas medicinas homeopáticas para tratar los otros problemas que tiene de toxicidad y así, ayudarla a fortalecerle el sistema inmunológico», nos sugiere.

«Se tiene que tomar unas cuantas soluciones, aunque debe comenzar muy despacio, para no reaccionar demasiado fuertemente a ellas. Son muy potentes», nos recomienda al final.

Las dos nos sentimos bastante abrumadas con tanta información.

«Lo más desafiante será tomar esas soluciones», le digo a mi hija de regreso al campamento.

Patricia ha estado probando varios alimentos, pero sigue teniendo problemas con ellos, además de dificultad para evacuar. Comienza poco a poco con algunas de las soluciones, pero aún la dosis más mínima le produce reacción.

Es desesperante... ¡No puedo creer que las medicinas homeopáticas logren enfermar a un individuo!

Volvemos varias veces donde el homeópata para ver si la puede ayudar con el estreñimiento persistente que tiene. Hemos tenido que recurrir a enemas para aliviar el problema.

Todas las mañanas, la primera actividad de Patricia es hacerse un enema. He leído sobre los beneficios de los enemas de café para desintoxicar el cuerpo. Aunque en su caso, es más complicado porque debo usar un recipiente de acero inoxidable. Los que se encuentran en el mercado son desechables y, por consiguiente, son de plástico. Además de costoso, no se consigue sino en una farmacia específica. Otro requisito es usar café orgánico regular, que no sea descafeinado.

La preparación de los enemas es todo un trajín porque hay que desinfectar todo antes de usarlo. A veces quisiera quedarme un rato más en cama durmiendo, pero a las 7 de la mañana, comienzo el día con varios viajes a la cocina para hervir el agua, desinfectar el aparato, preparar el café, etc.

ANA MARÍA ANDRADE

Un rayito de sol

¿Qué puedo hacer ahora? Patricia está peor a pesar de todo lo que hemos intentado. Realmente nadie la ha podido ayudar, reflexiono sobre otras vías a tomar para salir de esta situación.

Todavía está pendiente la extracción del tornillo del dedo y aunque el mismo Dr. Rea se ofreció hacerle la cirugía, siento que su fragilidad física no aguantaría una intervención tan invasiva. Los comentarios del homeópata sobre la necesidad de sacarle las cordales ronda en mi mente. Pero se necesita un cirujano odontólogo que entienda sobre la sensibilidad a los químicos y para ambas intervenciones necesita anestesia. No he tomado ninguna decisión al respecto. Les tengo pavor a las consecuencias que puedan acarrearle.

Para empeorar la situación, estoy desencantada con la falta de ayuda por parte del homeópata. Un fiasco más agregado a la lista de cuantiosos especialistas médicos que consulté esperanzadamente por sus muchas promesas de curarla que me defraudaron. Patricia sigue deteriorándose: ha perdido peso y ha bajado a 30 kilos, apenas puede caminar, no se le puede acercar a ninguna persona que no sea yo sin reaccionar y, no puede comer casi nada. Decido entonces no perder más el tiempo con el homeópata.

Estoy desesperada. Me siento muy sola luchando por resolver todos los problemas que se nos han ido presentando, pero cada vez que resuelvo uno pequeñito, otro mucho más grande surge.

Todo esto me ha llevado a tomar decisiones drásticas y muchas de ellas en desacuerdo con Juan Manuel: separarme de la familia, reducirnos a vivir en una casa rodante, lejos del apoyo de los amigos y con limitaciones de todo tipo. Sacrificios inútiles porque Patricia está peor.

La angustia me lleva a recurrir a algo olvidado desde hace tiempo: la oración. Necesito a alguien que interceda por mí ante Él y recurro a Pablo Andrade.

Pablo era mi suegro. Falleció hace algunos años y en vida, era una persona muy piadosa y dedicada a su familia. A pesar de tener una familia numerosa (9 hijos), siempre les brindó todo el apoyo que pudo a cada uno de ellos y más tarde, a sus respectivas familias. A mí, me consideró como a una más de sus hijas. En estos momentos siento que está muy cerca de nosotras, protegiéndonos.

Recuerdo entonces, la medallita de San Judas que la profesora de biología del colegio donde trabajaba me dio antes de partir. Como esas cosas del destino, la llevaba conmigo. La saco y me pongo a leer sobre él: ¡Es el santo de lo imposible!

JUNTAS CONTRA EL VIENTO

Este es el santo que necesito, me digo mientras recurro a las oraciones que tantas veces repetí desde niña. Poco después, sintiéndome más tranquila, me rindo ante el sueño.

*****

Vamos a ver qué nos depara el día de hoy, discurro, después de una semana de continua lucha, al despertarme y, preparar todo para la expedición a la clínica y la cita de hoy con el Dr. Rea.

«La otra alternativa que tiene Patricia es la de terapia energética. Todos sus órganos están bien, pero están bloqueados. Necesita a alguien que se los desbloquee. Conozco a una persona que hace este tipo de trabajo».

Me dice el Dr. Rea sin esperar respuesta y procediendo a llamar a la terapeuta por teléfono. Ella acepta vernos, solamente para hacerle el favor a él. No tiene mucho tiempo para recibir a nuevos pacientes.

Un fulgor de esperanza renace al escuchar la propuesta. Yo consiento enseguida sin consultarlo siquiera con Patricia ni con Juan Manuel.

Otro tratamiento para probar. En las condiciones en las que estamos, no tenemos nada que perder, reflexiono.

Al día siguiente, llegamos a la dirección indicada a las tres de la tarde en punto: una quinta hermosa, de un piso como muchas de las que hay en Dallas, en una zona residencial.

Estaciono el coche al frente y comienzo a observar el lugar. Me asedian las dudas. *¿Será posible poder siquiera entrar a esa casa con Patricia?*

El jardín luce inmaculado. *Le deben echar copiosos químicos para mantenerlo tan verde y cuidado,* pienso al bajar del coche y dirigirme hacia la puerta principal.

Una dama rubia, muy atractiva y elegante me abre la puerta: «Buenas tardes. Usted debe ser la mamá de Patricia. Mucho gusto. Me llamo Diane».

Mientras me presento y le converso, observo la entrada: una casa normal, con alfombra, cuadros, adornos, flores, etc. Muebles y decoraciones a los que Patricia reacciona fuertemente.

«Mi hija está en el coche. No creo que pueda entrar en su casa porque es muy sensible a todo lo que la rodea», le explico.

Diane sale de la casa y se dirige al auto a conocer a Patricia quien se baja de él con el oxígeno puesto. Todo lo que nos circunda en ese lugar es muy tóxico para ella.

A duras penas, Patricia se puede parar a causa de la debilidad. Diane la mira un segundo y nos dice: «Puedo observar que el campo

- 96 -

energético del cuerpo de su hija es de 20 centímetros máximo. Esos pocos centímetros de energía que le quedan, son los que la mantienen viva».

¿Qué es eso de campo energético? ¿Cómo lo sabe ella si ni siquiera ha examinado a Patricia? ¿Qué tienen que ver los centímetros de la energía con sus alergias? Todas esas preguntas pasan por mi mente en menos de un segundo. Ella lo adivina y procede a explicarnos:

«Siento que sus órganos no están recibiendo para nada la energía que el cerebro les debería enviar para hacerlos funcionar. Toda la energía está bloqueada en el cerebro. El campo energético de una persona sana debería extenderse a por lo menos un metro y Patricia tiene 20 centímetros. Yo la podría ayudar, pero tiene que entrar en la casa porque afuera hay mucha interferencia».

«Pero, ¡cómo hace si tiene alfombra en su oficina!», le contesto bastante preocupada.

«No le va a pasar nada. La trataré solamente quince minutos», replica ella.

Yo no hago preguntas. Ha sido recomendada por el Dr. Rea, aunque estoy intrigada por saber qué tanto la ayudará.

Entramos y pasamos al cuarto de tratamientos. Patricia se acuesta en una mesa para masajes y ella le pide que cierre los ojos y se relaje. De pie a su lado, Diane le pone las dos manos sobre la cabeza para transmitirle su energía y "enraizarla a la Tierra". Luego, comienza a bajar las manos hacia los hombros y el estómago, se queda allí unos minutos, baja a las rodillas para terminar sosteniéndole las plantas de los pies durante otros minutos.

«Siento que sus órganos están casi por completo estancados. Toda la energía está localizada en la cabeza y no fluye por el cuerpo como la energía de cualquier persona sana. Como está tan débil, tengo que hacerle los tratamientos muy despacio para no impactar el cuerpo».

No quiere que yo presencie el tratamiento; por ende, me manda a que me quede en la oficina. Me explica que mi energía puede entorpecer la de ellas. Yo espero pacientemente y con la mente en blanco los quince minutos que dura la sesión.

Al terminar y, todavía sin entender mucho los pormenores, aceptamos verla dos veces por semana.

«No tenemos nada que perder. Lo hemos probado ya todo. Vale la pena intentar este tratamiento», le digo a mi hija al salir de allí.

Como a todo lo que le he propuesto hasta ahora, ella acepta también sin rechistar, como autómata, no sé si por estar de acuerdo conmigo o por falta de dinamismo para protestar.

«¿Cómo te sentiste durante el tratamiento? ¿Qué te hizo?», le pregunto llena de curiosidad.

JUNTAS CONTRA EL VIENTO

«No sé exactamente porque cuando me acosté en la mesa de masajes, me dijo que cerrara los ojos, sentí que me apoyó las manos muy suavemente durante unos minutos sobre la cabeza, por otras partes del cuerpo y, terminó en los pies. Sentí calor en los lugares que tocaba. Eso es todo», me contesta.

«Tenemos que aprender sobre el campo energético humano», le digo resuelta por primera vez a investigar un área desconocida por completo.

Lo más cercano a la energía humana fueron los tratamientos de acupuntura que Patricia había recibido, aunque nunca me interesé en saber más específicamente sobre las bases y filosofía de la medicina oriental. Le tenía confianza al acupunturista que la atendía en New Jersey y a más de 2.500 años de sabiduría china sobre la materia.

O quizás, razón aún mayor: estaba tan desesperada por conseguir que se curara, que habría probado cualquier tratamiento, por desconocido o incomprensible que fuera para mí, con tal de que le devolviese la salud.

«Cuando vayamos mañana a la clínica, durante el almuerzo me voy a la tienda naturista a buscar libros sobre el tema», le comento decidida una vez en la casa.

*****

Han trascurrido dos semanas desde que Patricia comenzó los tratamientos energéticos y al comienzo de la sesión de hoy, Diane me dice:

«Le voy a mostrar ciertos masajes de reflexología que necesita aprender para que se los dé cada vez que coma».

«¿Cree que voy a poder? Yo no sé nada sobre la manipulación de la energía», le contesto.

«Claro que sí va a lograrlo. Es muy fácil. Yo se los voy mostrando en cada sesión y con la práctica, verá que la ayudará mucho».

La terapeuta deja entonces la puerta de la sala de tratamientos abierta y yo me siento en el pasillo, bastante lejos para no obstaculizar, mientras me va explicando cada ejercicio paso a paso.

Desde la primera consulta he estado leyendo sobre el funcionamiento de la energía humana y comienzo a entender un poco, aunque me siento muy ignorante como para hacer algo del nivel de la especialista, que lleva tantos años de experiencia.

Me pongo nerviosa sólo de pensar en darle algún masaje mal y arruinarle el trabajo que ella está haciendo o peor aún, le invierta la energía o, se la bloquee todavía más de lo que la tiene.

Observo que le apoya las manos en la cabeza a Patricia durante unos minutos, luego las baja a la nuca, libera una mano y se la apoya en

- 98 -

un hombro, libera la otra mano que tenía debajo de la nuca y se la apoya en el otro hombro. Luego, le pone una mano sobre el área del estómago y la otra en el área de los riñones. Después, pone una mano en una cadera y luego la otra en la otra cadera. Posteriormente, apoya una mano en una rodilla y luego la otra mano en la otra rodilla. Termina tocándole con la punta de los dedos índice y medio las plantas de los pies.

Cada movimiento es lento y se queda unos minutos sobre cada área, una mano antes de la otra, tratando de que la energía bloqueada en el cerebro fluya por todo el cuerpo hasta llegar a los pies.

Tiene una voz muy segura y suave a la vez. Con cada movimiento que hace, le va preguntando a Patricia lo que siente cuando ella le toca las diferentes partes, sobre todo el área del estómago.

Al final de la sesión me sugiere: «Antes y después de comer, le tiene que dar estos masajes en los pies para ayudarla a digerir la comida».

«Está bien», le contesto nerviosa, tratando de memorizar los ejercicios que me está mostrando.

Volvemos a casa y ese mismo día, comenzamos el experimento de los masajes de los pies antes y después de cada comida, tres veces al día.

Consigo también un libro sobre reflexología para aprender más sobre las bases de este arte. He obtenido un esquema de la planta de ambos pies donde muestra los puntos exactos correspondientes a cada órgano del cuerpo. Parece que cada uno tiene una terminación nerviosa en un lugar específico de la planta del pie. Si uno masajea esos puntos, les manda mensajes a los órganos correspondientes. En el caso de Patricia, sirve para despertarlos y que cumplan con su función, sobre todo la del aparato digestivo.

Las tres comidas nos ocupan la mayor parte del día. Cada comida es precedida y seguida de media hora de masajes en los pies. Se puede decir que me he vuelto una experta en reflexología.

La práctica hace al maestro, me recuerda el famoso proverbio.

Cada sesión de masajes me abre un mundo nuevo de conocimientos. Estoy fascinada con lo que estoy descubriendo y aprendiendo sobre la complejidad del cuerpo humano.

Mientras se los doy, voy siguiendo el gráfico de la tarjeta que tengo delante de mí, de las plantas de dos pies y de las áreas correspondientes a las terminaciones nerviosas de los diferentes órganos. Los dedos de cada pie, por ejemplo, corresponden a las diferentes partes de la cabeza y, sus arcos y talones, corresponden a los diferentes órganos del sistema digestivo.

Patricia me va guiando también, lo que siente o no en cada área que masajeo. Acabo de recibir unos aparatos especiales de reflexología que mandé a pedir por catálogo la semana pasada. Su buen diseño anatómico es de gran ayuda para mis dedos, que están bastante resentidos con la presión diaria y continua que debo ejercer en sus pies.

*****

Han pasado tres semanas y Patricia ha aumentado un kilo con la ayuda de Diane.

Me siento un poco más esperanzada y sobre todo aliviada de poder contar con la ayuda de alguien como ella, quien, por primera vez, me está demostrando que sus tratamientos surten efectos positivos.

La ayuda no es sólo física sino sicológica. En cada tratamiento, le enseña a hacer ejercicios de yoga, a convertir la poca energía que tiene en energía positiva, así como a expandirla.

Mantiene siempre la puerta del cuarto de tratamientos abierta para que yo observe desde el pasillo y, aprenda a hacerle los ejercicios que ella le hace en cada sesión. Cuando lo cree oportuno, me explica lo que va haciendo, cómo la va sintiendo, lo que está tratando de conseguir con ella en esa sesión particular, etc.

Estas venidas me levantan siempre el ánimo. Me ofrecen un descanso físico, pero sobre todo emocional. Para empezar, la casa está decorada con muy buen gusto y es acogedora. ¡Una casa de verdad! Me imagino que, además, transmite el calor y la hospitalidad de la dueña.

El efecto es aún más fuerte para mí, que llevo casi cuatro meses viviendo en una casa rodante, en un lugar bastante deprimente y en condiciones en extremo humildes como es la vida en el campamento.

Durante estos dos últimos años, he estado a la defensiva las 24 horas, tratando de proteger a Patricia del ambiente y acciones de las otras personas que la rodean. Cada sesión de terapia, es también una oportunidad para mí de bajar la guardia. Siento que, durante esa hora, alguien a quien le tengo confianza está ayudando a mi hija y, no tengo que preocuparme de que sus tratamientos tengan efectos secundarios negativos sobre su salud.

Ella siempre me da ánimos y me dice:

«Patricia se va a mejorar. Ya lo verá. Ustedes dos llegarán a tener una vida normal como el resto de las otras personas sanas».

Sin mucho convencimiento le devuelvo una sonrisa y pienso:

Lo está mencionando solamente para animarme. ¡Cómo puede decir que Patricia llegará a tener una vida normal si ni siquiera se puede mantener de pie sin oxígeno y mucho menos, acercársele a otra gente! ¡Ese cuento no se lo come nadie!

El deseo de llevar una vida corriente como la de las demás personas me lleva muchas veces a soñar con una vida normal, de regreso a New Jersey, con Patricia haciendo las actividades típicas de una chica de su edad, sin preocupaciones mayores. ¡Me parece un mundo tan distante!

Enseguida, como pasa con todos los sueños, llega el despertar. Se acabó la sesión, toca cargar con el oxígeno, ponerle la máscara a Patricia, prender el purificador de aire del coche y acompañarla hacia el vehículo, para emprender el viaje de regreso a la triste realidad del campamento.

JUNTAS CONTRA EL VIENTO

Experiencias diarias

Cada ida a la clínica dura un día entero. Sin embargo, prefiero esta excursión diaria por ser el único lugar donde Patricia se siente bien. Gracias a las técnicas de filtraje y purificación de aire empleadas, no tiene que batallar contra la humedad, el polen, el moho y los químicos ambientales que nos amenazan constantemente y, que tanto abundan en la ciudad.

Buscamos disimuladamente la salita que descubrimos cerca del laboratorio. Está casi siempre vacía durante esas horas. Patricia se acomoda allí y aprovecha para hacer la siesta sin que nadie la moleste.

Esas dos horas son sagradas para mí: hago mis diligencias y almuerzo. Invariablemente voy a mi restaurante de comida rápida favorito cerca de la clínica, especializado en pollo. Pido siempre lo mismo: una pata de pollo con ensalada de espinacas, un delicioso pancito de maíz, toda la cantidad de refresco que quiera y, además, el precio es módico.

Me instalo en una esquina, como con calma y sin preocupación mientras observo a la gente que entra y sale. Para mí es un escape a la preocupación de estar atendiendo a mi hija y luchando por recibir alguna ayuda.

Luego, me voy a las distintas tiendas naturistas del área para comprarle los alimentos inusuales que está tratando de introducir en su dieta. Muchas veces, me toca recorrer tres o cuatro almacenes antes de poder encontrarlos. También, aprovecho para buscar libros sobre la salud en general y tratamientos naturales a seguir, que me puedan instruir en ese campo.

Lo más difícil ha sido aprender sobre la dieta de la rotación. Los alimentos están catalogados bajo extensos grupos totalmente diferentes a los que estoy acostumbrada. Puede volver a comer un alimento del mismo grupo, solamente cada cuatro días. Asimismo, puesto que reacciona a los alimentos comunes, le aconsejaron probar los que nunca antes ha comido.

Es un proyecto bastante complejo. Por la noche, con la lista de alimentos a mano, escogemos lo que va a comer durante cuatro días en cada comida, teniendo cuidado de no repetir y, sobre todo, de introducir uno nunca antes degustado.

Una vez en el almacén, tengo que aprender a reconocerlos por no haberlos comido ni visto nunca antes. Luego, debo asegurarme de que sean orgánicos y esa sí que es otra odisea: a menudo no los tienen. Después de mucho investigar y, sobre todo, de preguntar en el campamento, descubro una lista de distribuidores por todo el país, donde venden estos alimentos por catálogo.

La vida en comunidad me ha ayudado mucho. La cocina comunitaria es mi lugar clave donde siempre encuentro a los demás preparando sus comidas y comparto entre otras, esta inquietud también. Los veteranos me guían y enseñan mucho sobre cómo proceder en cada situación. Muchos de ellos, llevan batallando con los mismos problemas desde hace años y, son más expertos que cualquier otra persona. Ellos me explican sobre los diferentes catálogos que existen, cuáles son los buenos, cuáles venden productos frescos, etc.

Con respecto al uso del papel aluminio, me enseñaron por ejemplo a no envolver la comida por el lado opaco. Yo siempre he cubierto los alimentos por ese lado hacia adentro y en contacto directo con la comida porque he oído decir que conserva el calor, y la comida se cuece más rápidamente. Según ellos, el opaco contiene una capa de petróleo que podría afectar a Patricia. Yo no sé si estarán en lo correcto; sin embargo, sigo sus consejos al pie de la letra sin cuestionarlos.

Un día le comenté a Carol que Patricia le estaba reaccionando al teléfono y me explicó que algunos aparatos producen más corriente que otros. Compré entonces dos teléfonos y los puse a prueba con unas pilas. Tenía razón, algunos parecen emanar más corriente eléctrica que otros. Para las personas sanas y con sistema inmunológico fuerte esto no representa un problema, pero para los que le reaccionan a la electricidad, sí lo es.

El caso de Patricia, sin embargo, es bastante extremo. A pesar de que le cambié el aparato, no puede casi hablar: pierde la voz y se le baja tanto la energía, que siente como si se fuera a desmayar.

Estuve platicando con Juan Manuel sobre el asunto y lo resolvimos conectándole un parlante al teléfono para que no use el auricular. Cuando él nos llama, ella se pone en la punta extrema de mi cuarto y puede conversarle durante un minuto máximo.

Al día siguiente, durante la consulta, le comento lo de la electricidad al Dr. Rea, quien me contesta:

«En realidad Patricia no tiene ningún contacto con tierra firme. Ella duerme en una cama de metal, en una casa rodante que, aunque de porcelana, tiene una estructura de metal y, se sienta también sobre una base metálica. Como ella vive prácticamente en la casa rodante, ésta le ha creado sensibilidad a la electricidad que antes no sentía... o si sentía, esta sensibilidad ha estado encubierta por todos los otros síntomas que tiene».

Luego prosigue:

JUNTAS CONTRA EL VIENTO

«Lo ideal sería que caminara descalza en una playa, pero como no estamos cerca de nada parecido al mar, toca ingeniárselas. Consígase un balde, le pone arena mojada, si es posible de playa y que Patricia mantenga los pies apoyados en ella por un buen rato varias veces al día».

De regreso al campamento, voy pensando en cómo conseguir la arena para ponerle al balde. Al final, como no la encuentro en ningún almacén de los alrededores, el esposo de la encargada me regala un poco de la que él tiene guardada para sus proyectos. Con esa cantidad, logro llenar las tres cuartas partes del balde; suficiente para lo que necesito.

Nueva actividad: dos veces al día, Patricia se sienta afuera con los pies apoyados sobre un balde lleno de arena mojada.

*****

Tres especialistas están tratando a Patricia en estos momentos: Diane, la ayuda energéticamente dos veces por semana y, el Dr. Rea le da terapia energética extra para reforzar el trabajo de Diane una vez por semana. Además, como lleva mucho tiempo en cama, decidimos que también reciba tratamiento de un osteópata que se desplaza semanalmente al campamento para darle masajes.

«Todos estos tratamientos de energía y ajuste óseo que recibes, deberían dar algún resultado positivo», le digo una noche mientras conversamos. No recibo ninguna contestación.

Han pasado diez días y Patricia ha logrado subir un kilo de peso con el sólo trabajo de energía. Además, se le ha movido el estómago en cuatro ocasiones sin ayuda de los enemas de café.

Pequeños detalles para cualquier otra persona, pero en su caso, es un gran acontecimiento.

Además de la lucha para que coma, me toca ingeniármelas para que se entretenga un poco. Está tirada en la cama todo el día. Aunque ve televisión, estar las 24 horas frente a la pantalla, aburre a cualquiera. Hemos visto todos los programas televisivos habidos y por haber.

He estado buscando información para ayudarla a que lea un poco o escriba algo sin reaccionarle al papel. Desgraciadamente, todos los aparatos que existen son grandes, complicados y muy costosos. Tienen extractores especiales enormes y poco prácticos para proteger al lector de la tinta y los químicos del papel.

La necesidad y el desespero obligan a que las personas se las ingenien y, hasta los más nulos como yo se vuelven creativos. Conseguí un molde extra grande para cocinar lasaña. Es, además, de acero inoxidable: el único metal al que no le reacciona.

Después de una gran odisea, encontré un taller en el centro del pueblo donde cortan vidrios y, le pedí al dueño que me cortara uno grueso con las medidas del molde. Por su incredulidad, tuve que

- 104 -

explicarle para qué lo necesitaba. Al final, se apiadó de mí y a los dos días, tenía mi vidrio listo para experimentar con él.

Muy a la expectativa, le presento mi obra de arte a Patricia para que la compruebe. Con guantes de algodón orgánico y máscara de oxígeno puestos, ponemos un libro dentro del molde y lo tapamos con el vidrio. Logra leer una página entera sin reacción alguna.

«¡Qué felicidad, por fin algo que funciona al primer intento!», le digo llena de dicha y muy orgullosa de mí.

Toda la vida he tenido problemas para hacer trabajos manuales en el colegio. Recuerdo mis clases de manualidades cuando estudiaba de normalista. Era siempre un gran esfuerzo hacerlos todos y nunca se veían tan bonitos como los de las otras estudiantes. Tampoco pude ayudar a mis hijos con sus proyectos de colegio como muchos padres hacían con los suyos.

Mi gran tortura en este país ha sido siempre la fiesta del día de las brujas cuando los niños se disfrazan. Yo prefería ir a un almacén especializado en disfraces y comprárselos ya hechos. Siempre admiraba los de los demás. Los de mis hijos nunca se veían tan originales como los de los otros niños que habían sido creados por sus padres.

Otro problema es el de la ropa. Patricia se ha vuelto tan sensible a la ropa de color que, aunque sea de algodón, le produce reacción. Parece que los químicos que usan para teñir las telas son muy fuertes para ella.

Me toca hacer unas cuantas expediciones a diferentes almacenes para conseguírsela. Después de varios intentos fracasados, decidí ordenarle sudaderas de un catálogo especial para gente sensible a químicos como ella. La tela es 100% de algodón orgánico. No hay escogencia de colores. Todo es de color blanco tirando a crema. ¡Esa será su única vestimenta de ahora en adelante!

Lavar la ropa es otra experiencia. Lo que compro nuevo, lo tengo que dejar dos días remojando en agua con vinagre blanco y bicarbonato de sodio antes de ponerlo en la lavadora. El único detergente que puedo usar es el bicarbonato de sodio.

El problema se extiende al lavado de todo tipo de ropa con el que entra en contacto como sábanas, cobijas, chaquetas, calcetines, etc. Para protegerse de los días fríos, lleva puestas cinco o seis camisetas porque no se puede poner un abrigo normal. Todo lo que le roza la piel debe ser de algodón orgánico.

Los sábados y domingos son más descansados para mí. Al estar cerrada la clínica, no tengo el trajín de llevarla y traerla, cargando con todos los aparatos, comida y demás.

El sábado por la tarde en general, me voy a otros almacenes naturistas que quedan en distintos sectores de la ciudad explorando la

JUNTAS CONTRA EL VIENTO

posibilidad de encontrar diversos artículos que puedan ayudarla. Esta familiarización me lleva prácticamente la mayor parte de la tarde.

El domingo, tan deprimente para mí, me voy a almorzar a un restaurante de comida rápida muy común en el oeste pero que no se encuentra en New Jersey. Me encanta comer allí por el menú a precio asequible: 5,00 dólares por un almuerzo completo con ensalada o sopa, el plato principal caliente con escogencia de carne, aves o pescado y acompañamiento. Como postre, hay unas tartas deliciosas y bajas en azúcar y, todo el refresco que quiera.

El ambiente es como el de un restaurante familiar y, sobre todo, hay gente sana. Mi distracción es comer con tranquilidad y observar a la gente a mi alrededor.

Siempre me he entretenido observando a la concurrencia en lugares públicos: las reacciones de las familias con sus niños, de las diferentes parejas, tratando de adivinar quién está relacionado con quién, etc. Se nota que algunas personas vienen de la iglesia porque están todas elegantemente vestidas. En ciertas mesas hay familias numerosas y es muy entretenido observar cómo interactúan entre ellos.

Me pongo a soñar e imaginar entonces mi vida en New Jersey con Roberto, Patricia y Juan Manuel. ¡Qué estaríamos haciendo un día como éste si estuviésemos juntos!

Salgo entonces de allí con las pilas cargadas para enfrentarme a la semana que se me presentará en menos de 24 horas.

ANA MARÍA ANDRADE

La visita de Roberto y de la nonna

Por fin ha llegado agosto y con él, la visita de Roberto y de mi mamá. Ella viajó desde Venezuela e hizo escala en New Jersey para volar juntos hasta Dallas y, acabo de traerlos del aeropuerto.

Desde que yo salí de Venezuela rumbo a Francia para mis estudios de postgrado, mi mamá siempre se las ha arreglado para pasar varias semanas de vacaciones conmigo. Que yo estuviese en Francia y más tarde en los Estados Unidos, nunca faltó su visita anual.

Cuando le anuncié que me casaba en Francia, un mes antes de la boda, logró conseguir permiso en el colegio donde enseña en Maracaibo, Venezuela y, allí estuvo acompañándome para esa ocasión también.

Para el nacimiento de Patricia, fue a Francia en pleno invierno a conocer a la nueva nieta. No lo pensó dos veces para viajar en diciembre, a pesar de no haber pasado un invierno en tierra fría desde 1948, cuando emigró de Italia y se estableció en Maracaibo; ciudad, donde el concepto del frío invernal existe solamente en la imaginación de las personas.

La lejanía tampoco ha impedido que ella siga muy de cerca todos los acontecimientos en la vida de sus nietos. Durante todo este período de crisis, ha estado pendiente de lo que nos está ocurriendo. Nos hemos estado hablando por teléfono semanalmente para mantenerla al tanto del estado de Patricia.

Me contó en nuestra última conversación telefónica, que había ido con una amiga de peregrinación al estado Yaracuy, a la *Montaña Sagrada* de María Lionza, la figura más importante de la religión indígena venezolana, a pedirle por la salud de Patricia. Es interesante observar la influencia que la cultura pre-colombina venezolana ha logrado ejercer sobre una católica tan creyente como mi mamá.

En esta ocasión también, decidió venir a pasar unas semanas con nosotras, aunque no estoy tan preocupada de que tenga problemas por las condiciones de vida tan peculiares que llevamos.

Ha pasado por peores condiciones, —me digo—. *Sobrevivió la segunda guerra mundial, se forjó una vida de inmigrante en Venezuela, criando a cuatro hijos sola, no creo que este campamento la asuste mucho.*

Cuando Patricia era bebé de diez meses y estudiábamos en Francia, se fue de camping con nosotros durante todo un mes por Europa. A pesar de que le tocó dormir en carpa sencilla y, comer la mayoría del tiempo comida enlatada, nunca se quejó.

En cuanto a Roberto, tenía unas ganas inmensas de verlo después de tantos meses de separación. El acaba de regresar de Colombia donde pasó un mes con la familia de Juan Manuel. Con unas vacaciones escolares tan largas, Juan Manuel viajando a menudo en estos momentos, y yo sin

JUNTAS CONTRA EL VIENTO

poder atenderlo, decidimos mandarlo allá. A pesar de su corta edad y, de que nunca había estado separado de nosotros tanto tiempo, nos sentimos confiados de que lo iba a pasar muy bien con la mamá de Juan Manuel, sus primos, tíos y, mi amiga Gloria y su familia.

Mi mamá y Roberto se han alojado en el campamento por falta de hospedaje alternativo en el área. Hablé con la encargada y afortunadamente, una de las casas rodantes estaba libre.

«Yo he vivido los horrores de la guerra y esto es igual de deprimente». Es el único comentario de mi mamá, probablemente sin atreverse a exteriorizar sus otras impresiones.

Durante la visita, mi mamá se quedó algunas tardes con Patricia, mientras yo salía con Roberto. Una vez fuimos a una pista de *go-kartz* que le encantó. Otra, a un parque de diversiones que yo había descubierto en una de mis vueltas explorando los alrededores. Lo llevé también a varios restaurantes con ambiente y decoración típicos de la región, así como a un espectáculo de rodeo. Quedó fascinado con las proezas de los vaqueros y regresó muy orgulloso de haber conseguido sus autógrafos.

Después de cada regreso, nos teníamos que cambiar por completo y ducharnos para poder entrar al cuarto de Patricia, ya que no soportaba el olor impregnado de nuestra ropa.

Roberto fue también la novedad del campamento. Todos se entretuvieron conversando con él, sobre todo el esposo de la encargada, quien en una ocasión se lo llevó de cacería por las proximidades.

Como para coronar el paseo, le conseguí un sombrero de vaquero que tanto anhelaba llevarse de recuerdo y, que tuvo puesto con mucho orgullo hasta que partieron.

Mi mamá, creo que tampoco se aburrió. Pudo conocer y practicar su inglés bastante básico con las otras personas del campamento, además de pasear. En su esfuerzo por animar a Patricia, le trajo unas telas de bordar para que se entretuviera, pero como Patricia le reacciona al colorante de los hilos, no las pudo confeccionar.

¡Un proyecto más frustrado!, pensaba yo adivinando lo que pasaba por la mente de mi mamá, quien con mucha ilusión le había traído ese regalo para compartir algunos momentos con ella. Por mi lado, yo pensaba en una oportunidad que había perdido Patricia de aprender a bordar bien de manos de una experta como mi mamá.

Después de tres semanas de estadía, hoy se fueron Roberto y mi mamá de regreso a New Jersey. Se nos acabaron las vacaciones con ellos. Creo que Roberto lo pasó bien con las diferentes actividades y paseos que le organicé.

Volvemos a la rutina, voy pensando ya de regreso al campamento, después de haber dejado a mi madre y a Roberto en el aeropuerto.

ANA MARÍA ANDRADE

Vida social

«No hay nada interesante para hacer en este lugar», me dice hoy Patricia.

No hace falta que me diga lo que ya sé, pienso sin contestarle.

Ella prosigue:

«Ángela nunca sale de su caravana a saludar a nadie... ni cuando su padre llega a visitarla».

Es impresionante que el padre se eche semejante viaje desde el Canadá en coche para verlas y, les tenga que hablar por fuera de su tráiler porque no lo dejan entrar. Por lo menos cuando viene Juan Manuel a visitarnos, entra a nuestra casa rodante y pasa el tiempo con Patricia. ¡Claro está, después de ducharse y cambiarse por completo de ropa!

Charlotte es también joven pero tampoco sale mucho de su casa rodante. Tiene sus altibajos y a Patricia la aburre sobremanera porque no hace sino hablar de sus males.

En el campamento hay cuatro jóvenes de un poco más de edad que Patricia con los que ella quisiera estar. Son los chéveres del lugar. Están allí también para hacerse los tratamientos del Dr. Rea, pero no están tan enfermos.

John, el chico del grupo, es de Arkansas y testigo de Jehová. A menudo, tenemos conversaciones sobre su religión, donde me explica muchos aspectos de ésta, completamente nuevos para mí. Además, terminamos hablando de muchos temas diversos. Yo lo paso muy bien con él porque me parece un chico entretenido y agradable. Él trabajaba para una constructora y, el contacto directo y continuo con tantos químicos de los materiales de construcción, le debilitó el sistema inmunológico también.

Hay una chica recién casada, Lisa. De aspecto muy joven, probablemente sea menor de veinticinco años, que llegó hace poco. Un día me contó que siempre había sido sensible a los químicos, pero que cuando se casó, de regalo de bodas le obsequiaron casa nueva, con muebles y equipo de sonido originales y de última. Su esposo la agasajó además con un coche deportivo de dos puertas descapotable que es una belleza. Lo tiene aparcado en el estacionamiento del campamento, pero no lo puede usar porque el olor al cuero nuevo del interior del auto, la enferma. El marido y la familia no pueden entender que una joven como ella no pueda vivir en un hogar hermoso, rodeada de objetos nuevos que todos le obsequiaron con tanto amor.

A mí me da mucha lástima porque está muy sola. Nos ha contado que toda la familia cree que está un poco trastornada y que ha inventado todos sus síntomas. Parece que estaba mucho más frágil de lo que nos

JUNTAS CONTRA EL VIENTO

expresaba porque al año siguiente, supe que no resistió la incomprensión de la familia y sobre todo del esposo y, se suicidó pegándose un tiro con una pistola.

La otra joven, Jeanine, es canadiense y cantaba para una coral. Ella también les tiene sensibilidad a los químicos y a la comida. En Canadá había comenzado una dieta de sólo alimentos crudos, a base de legumbres, vegetales y frutas que parece le estaba funcionando. Sin embargo, sigue reaccionando a los químicos y, está haciéndose los tratamientos en la clínica del Dr. Rea para ver si puede eliminar esta sensibilidad.

La cuarta joven, Adrienne, es también canadiense. Es una chica muy atractiva y trabaja en el medio de la farándula. Todavía se puede dar el lujo de ponerse ropa sofisticada... y bastante exclusiva, dicho sea de paso. Yo admiro mucho que aún pueda vestirse así. Su vestimenta la destaca todavía más del resto de nosotros donde lo que predomina es ropa de algodón, vieja, bastante usada y excesivamente lavada.

Ellos cuatro están juntos muy a menudo. Pueden ir a la cocina y hacer sus quehaceres sin ayuda.

Sé que Patricia se muere por que la inviten o, que se acerquen a nuestra casa rodante a conversar. Cuando sabe que están juntos los cuatro y no la incluyen, se pone celosa y frustrada. Un par de veces sacaron la guitarra y se pasaron la noche cantando en nuestro porche. Fue una noche terapéutica ya que olvidó por un rato sus males y rememoró la época cuando cantaba en la coral del colegio.

Sin embargo, casi nunca la incluyen y yo no sé qué decirle para consolarla. Tampoco puedo obligarlos a incorporarla en sus planes.

Un par de veces han alquilado películas para ver en la casa de alguno de ellos, pero no han podido quedarse hasta el final. Generalmente nadie entra en el cuarto de los demás porque terminan reaccionando a lo que cada cual tiene. Solamente pueden estar afuera, en el porche de la vivienda.

Todo esto es muy intrigante y educativo para mí. La sensibilidad de cada enfermo es totalmente diferente. La casa de cada cual después de un tiempo, se convierte en el único espacio que toleran. No logro entender cómo la casa de los demás pueda afectarlos tanto si no hay nada: excepto la cama, el televisor y un estante. Como a mí no me aqueja para nada, me es difícil sentir las diferencias de las que me hablan.

ANA MARÍA ANDRADE

La nacionalidad

Juan Manuel también acaba de obtener la nacionalidad americana y falta la de Patricia. Podemos pedírsela como menor, antes de que cumpla los 18 años. Si esperamos a después, debe pasar por el mismo proceso nuestro: introducción de una solicitud nueva acompañada de un expediente de cien mil papeles legales y de varias entrevistas en New Jersey. Imposible para ella en estos momentos.

Nos queda un mes para que cumpla los 18 años. El servicio de inmigración de Dallas nos ha indicado que podemos pedirle la nacionalidad con nuestros certificados, aunque debe pasar una entrevista y prestar juramento con los encargados de inmigración. Juan Manuel me envió todos nuestros papeles y certificados de nacionalidad originales para que yo le consiga la cita.

¡Cómo hago para que pase la entrevista, si ni siquiera puede entrar a un edificio público o estar con personas normales!, reflexiono frustrada.

Me dirijo enseguida a una de las agencias y el empleado me dice lo que me temía: «su hija tiene que venir en persona, no hay nada que hacer».

Voy entonces a la otra agencia situada en las afueras de la ciudad y con tanta suerte, que la agente de las entrevistas se apiada de mí al explicarle la situación de Patricia, y accede a verla en el estacionamiento.

Hago la cita para la tarde siguiente. Llegamos al servicio de inmigración y la agente muy amablemente, después de hacerme llenar muchas planillas, se presta a hacerle la entrevista y a juramentarla en el coche, que en estos momentos tenemos estacionado en el parqueadero.

Fue así como Patricia prestó juramento para obtener la nacionalidad americana: dentro de un automóvil, con máscara y oxígeno y, sobre todo, gracias a la bondad de un empleado de gobierno.

¡A lo que hemos llegado! Algo tan solemne y extremadamente difícil de obtener, que esté ocurriendo en este ámbito sencillo y totalmente fuera de lo normal. ¡Es inverosímil!, me digo mientras observo de pie fuera del coche la ceremonia de Patricia y la agente de inmigración. Me vienen entonces a la mente los cuentos de Gabriel García Márquez, donde el lector es transportado a esa zona donde prevalece la línea tenue que separa lo real de lo fantástico. ¡Y así me siento yo!

Sin embargo, *aquí no acaba la saga,* afirmo para mis adentros.

Todavía tengo que enviar estos papeles al centro de inmigración de Houston, donde emiten los documentos de nacionalidad de la región correspondiente y, queda a 4 horas de distancia en auto.

JUNTAS CONTRA EL VIENTO

«Estoy muy preocupada porque faltan tres semanas para su cumpleaños y no sé cómo proceder», le cuento sobre nuestra situación al Dr. Rea al día siguiente durante la consulta.

«Hay una posibilidad. Le puedo dar el nombre de una agencia especializada en documentación legal que me ayuda a conseguir visas urgentemente cada vez que tengo que presentar una conferencia en otro país. Nunca me han fallado», me sugiere.

Yo lo pienso detenidamente. Tengo que enviar todos nuestros documentos originales: partidas de nacimiento, certificados de nacionalidad, tarjetas de seguro social, pasaportes nuevos, más los otros documentos que contienen absolutamente todos nuestros datos.

¿Será que les puedo tener confianza otorgándoles los originales de toda esta documentación tan personal, delicada y difícil de obtener y que, además, me manden el certificado de su nacionalidad a tiempo, antes de que cumpla los 18 años? ¡No tengo otra opción!, reflexiono de regreso al campamento.

Terriblemente asustada y con los papeles en mano, me dirijo a la agencia y les entrego todo.

Paso las 72 horas siguientes con el estómago revuelto de la angustia:

¡Ojalá que podamos conseguírsela! ¡Es casi imposible para ella obtener la nacionalidad americana de otra forma!

Al cuarto día, recibo la tan esperada llamada de la agencia: «Sus papeles han llegado y todo está en orden».

¡Qué felicidad tan inmensa! La alegría indescriptible que me invade es paralizante.

No puedo creer que un trámite legal tan complicado como éste haya resultado. Entre tantas frustraciones que vivo a diario y los sustos que pasé para obtener este documento tan significativo para nosotros, la llamada me llega como un rayo de luz después de una gran borrasca.

ANA MARÍA ANDRADE

Navidad en el campamento

Desde que nos instalamos en este campamento hace ocho meses, tres razones me animan sobremanera en estos momentos: Patricia está subiendo de peso poco a poco, se acerca la Navidad mi fiesta preferida y, Juan Manuel y Roberto nos visitan.

Por fin se están viendo los resultados de estos tratamientos: el sauna, las inyecciones de la clínica, la terapia energética y los ajustes del osteópata, la han ayudado a aumentar casi 5 kilos.

«El aire de playa la mejoraría mucho más», nos dice el Dr. Rea durante una de las consultas. Nos menciona al jefe del laboratorio de la clínica, quien tiene una casa de playa en Jamaica. Hablamos con él y con tan buena suerte, acepta alquilárnosla. La perspectiva de tomar un par de semanas de descanso de la existencia tan deprimente que hemos estado viviendo nos anima.

Todo está fijado con la casa. Mientras reservo los pasajes, le menciono al agente que uno de los pasajeros necesita viajar con tanque de oxígeno.

«Lo siento, pero nuestra aerolínea prohíbe el uso de tanques de oxígeno en la cabina para vuelos internacionales. Es nuestra norma».

No lo puedo creer. Patricia no puede viajar sin oxígeno. Es muy arriesgado. ¡Ha aumentado de peso, pero sigue reaccionando a todo lo que la rodea!

El Dr. Rea corrobora mis temores. A él también le parece arriesgado que viaje sin oxígeno.

No tengo de otra. Tengo que darle la mala noticia, reflexiono.

«¡Qué frustración! ¡Me veía sentada en la playa, tomando sol y respirando el aire puro del mar!», me contesta Patricia tristemente al comentarle el cambio de planes.

«De pronto era destino que no viajaras en estos momentos», le replico para animarla.

Comienzo entonces los preparativos para pasar la Navidad en el campamento. Como es la fiesta más importante del año para mí, las decoraciones son primordiales.

¿Cómo puedo decorar la caravana con adornos que no le produzcan reacción?, me pregunto mientras voy de tiendas observando la mercancía que ofrecen.

Decido entonces llenar las ventanas y paredes interiores de calcomanías con motivos navideños. A falta de arbolito navideño, compro cables de luces de Navidad para que el ambiente se vea más festivo y los instalo por fuera, alrededor de toda la casa rodante.

«Nuestra casa es la más navideña y animada de todo el campamento», le cuento a Juan Manuel por teléfono ese día.

«O la más escandalosa», me contesta él.

La llegada de Juan Manuel y Roberto es de gran expectativa para ellos también. Vendrán manejando desde New Jersey para traernos el auto y la hazaña les va a tomar tres días.

Hasta ahora he estado alquilando mensualmente de una compañía de coches, uno compacto por lo cómodo sin ser enorme y, por lo económico en gasolina.

Este ha sido otro problema. Los coches que alquilan, los limpian con productos químicos y perfumes ambientales muy tóxicos.

Desgraciadamente, como no puedo alquilar auto por más de un mes, tengo que renovar el contrato cada treinta días. La dueña de la agencia conoce mi situación y al cumplirse el mes, me reserva uno antes de que lo limpien.

Todos los que he alquilado hasta ahora son de colores bastante estrafalarios. Yo los asocio a los carritos chocones de los parques de diversiones: color patilla, verde limón, morado brillante, etc.

En una ocasión, sin embargo, me tocó alquilar uno que habían limpiado y fue un desastre para Patricia que no lo soportó más de cinco minutos. Se me ocurrió entonces echarle bicarbonato de sodio para neutralizar el olor en todo el interior. El experimento fue un fiasco. Se me fue la mano echándoselo y el interior del carro quedó completamente blanco, además de que el olor seguía allí. Gracias a Dios, les llegó otro coche y me lo cambiaron enseguida.

«Un problema menos», le digo a mi hija, feliz de tener nuestro auto usado que sé que no le ocasionará reacción.

Durante la visita del Día de Acción de Gracias, Juan Manuel y yo estuvimos de tiendas, para escoger posibles regalos para ella: un equipo de sonido para que se entretenga escuchando música, además de ropa de algodón orgánico que encontré en varios catálogos. Roberto pidió unos patines de línea y ropa.

Decidimos que Juan Manuel compraría y traería el equipo de sonido y los patines desde New Jersey, aunque le tocó ingeniárselas para esconder bien estos últimos en el baúl del auto para que Roberto no los descubriese durante el viaje.

Por fin llegaron, después de tres días de recorrido, cansados pero felices de haber visitado diversos lugares por el camino.

Durante la visita, tratamos de abordar el tema sobre el incierto futuro de los cuatro: Patricia no sobreviviría New Jersey en las condiciones actuales.

Consideramos varias opciones: que Juan Manuel pida el traslado a una de las oficinas en Dallas y conseguirle una casa rodante para que ella viva allí; en estos momentos no resiste habitar en una casa normal. Sin embargo, esta ciudad es el peor ambiente para ella por el nivel de humedad tan alto que tiene. Pensamos en otras mucho más cerca de la región.

«Podrías pedir traslado a California», le sugiero a Juan Manuel.

Otra opción, aunque depende del sector en California. En muchas áreas de cultivo se usan pesticidas, que a la larga podrían afectarla.

Colorado o Arizona es otra posibilidad. He hablado con pacientes que han vivido allí, sobre todo en Sedona. Me han mostrado unas fotografías bellísimas, pero de lugares remotos, aislados de toda civilización, donde solamente hay naturaleza salvaje.

Yo los escucho describirme con entusiasmo lo que las fotos no captan y me siento aún más deprimida. Vivir aislada de la gente nunca ha sido mi fuerte. Soporto estar en el campamento porque tengo una vida de comunidad y estoy constantemente con otras personas. Esas fotos muestran unas montañas hermosísimas, pero sin ningún signo de civilización: "puro monte", como dirían en mi tierra.

Cualquier decisión que se tome tiene repercusiones sobre Roberto también. No queremos que esta crisis familiar lo afecte como nos está afectando a los demás. Ya tiene bastante con los cambios escolares por los que ha pasado.

Desde preescolar hasta kindergarten, estuvo en un colegio Montessori. Primer grado estuvo en el colegio del pueblo donde vivimos. De segundo a cuarto grado, lo pasó en otro colegio Montessori. Quinto y sexto grado, estuvo en el colegio donde yo trabajaba, sistema educativo tradicional muy diferente al que estaba acostumbrado. Séptimo grado, lo está estrenando en otro colegio. Aunque él no lo exprese, está tratando de integrarse a éste, pero todavía no lo ha logrado por completo.

Resultado, nunca concluimos nuestras conversaciones con una decisión que en realidad tememos tomar.

*****

Esta noche es Nochebuena. Como cada año, espero a que todos se hayan acostado para empacar los regalos. Papel, cinta pegante, tijeras y tarjetitas son mis aliados durante ese rato. Juan Manuel, por muy cansado que esté, me acompaña pacientemente escribiendo los nombres correspondientes en cada tarjeta, mientras yo me deleito empacando.

Aquí también sigo la tradición. Envolvemos todo y muy temprano el día de Navidad, colocamos los paquetes frente a la puerta de la casa. No se puede entrar nada al cuarto.

Amanece un día bastante frío, gris y húmedo. Para salir a recibir los regalos, Patricia tiene que cubrirse con varios pantalones gruesos y chaquetas que posee. Pero no son suficientes, así que le agregamos un par de cobijas extra.

El campamento entero parece muerto. No hay nadie animando ni haciendo alboroto por ser Navidad. Un aire lúgubre nos rodea. No se escucha a nadie decir ni hacer el más mínimo ruido. Somos los únicos en mostrar alguna actividad o alegría.

¡Esto está más tétrico que de costumbre!, me digo mientras abrimos los regalos.

Roberto está feliz porque obtuvo los patines que tanto deseaba. Armamos el equipo de sonido de Patricia para que lo escuche, pero con tan mala suerte que la electricidad que emana es muy fuerte para ella.

Juan Manuel está frustrado; no entiende que Patricia no quiera ese equipo.

«Es de muy buena calidad, con parlantes excelentes y de buen tamaño», nos dice.

Se ha pasado horas investigando sobre los diferentes modelos de equipos de sonido y sobre almacenes con sucursal en Dallas. Menos mal, porque al final decidimos devolverlo.

Mi hija por su lado está frustrada de que él no comprenda que ella tiene problemas con la electricidad que emiten los aparatos. Los dos se lanzan en tremenda discusión y Roberto y yo nos encontramos en la mitad.

«Comenzó mal el día más especial del año. Después de tantos preparativos y emociones, es deprimente que terminen discutiendo los dos», les digo con rabia de ver que ninguno quiera entender la posición del otro.

Enero llega con el regreso de Juan Manuel y Roberto a New Jersey y, a sus respectivas rutinas.

Nosotras también nos tenemos que enfrentar a nuestra realidad. Apenas tengo un tiempo libre, le consigo una radio casetera mucho más chiquita, menos sofisticada y con mucha menor potencia. La probamos y comprobamos que ésta sí funciona. No la afecta como la otra.

Le doy la noticia por teléfono a Juan Manuel:

«Conseguí una radio casetera que le va bien a Patricia. Además, ahorramos bastante con este regalo, ya que es mucho más barata», le digo en tono de broma.

Mi ocurrencia no le hizo gracia porque me contestó: "¡Qué tontería, haber preferido algo de baja calidad cuando le había conseguido un equipo increíble!".

ANA MARÍA ANDRADE

¡Y allí quedó el asunto del famoso regalo navideño! Cada quien por su lado sin dar su brazo a torcer y yo, de intermediaria como de costumbre.

Comienzo de año

Patricia ha aumentado dos kilos más. Sin embargo, sigue teniendo problemas con la comida en general. Gracias a Dios, tenemos esa carne de caza que la mantiene. Ella ha probado la mayoría de las que ofrecen en el catálogo y todas le caen bien. Le gusta mucho la de serpiente cascabel, aunque es extremadamente cara para la poca carne que contiene.

Nuestros pedidos, en su mayoría son de carne molida en forma de hamburguesa. Es más fácil de cocinar, se cuece fácilmente en el sartén y se la sirvo tal cual sin echarle siquiera sal.

No he llegado a probar ninguna, aunque la peor para cocinar ha sido la de mapache por el olor tan fuerte que emana cuando se la preparo. Además, me recuerda a los que abundan tanto en los basureros de las casas de New Jersey. Siempre que se dejan los potes de basura fuera de la casa, hay que asegurarse de que estén bien tapados porque por la noche, los mapaches van al acecho de cualquiera que esté medio abierto para sacar toda la basura.

Dicha asociación mental es suficiente para que yo sienta asco al cocinarla. No sé siquiera cómo hace ella para comérsela. El señor que me vende la carne me ha asegurado que es carne de mapaches criados... nunca le he creído totalmente esa historia.

Seguimos usando la dieta de la rotación. Yo me paso horas en las tiendas naturistas buscando vegetales y tubérculos exóticos y orgánicos.

Estos últimos no los puedo pedir por catálogo porque los tiene que comer frescos y como no se les puede poner aditivos para conservarlos, tengo que conseguirlos en los supermercados locales.

Me informaron sobre un catálogo de harinas orgánicas poco usuales, de procesamiento mínimo, sin aditivos y, creadas especialmente para gente con sensibilidad a los alimentos y a los químicos. Por ejemplo, tienen harina de malanga, de casabe, de ñame, de loto, de castañas, etc. Sin embargo, el entusiasmo desaparece pronto al enterarme de que sólo las venden al por mayor.

Decido no ordenarlas porque no sé si Patricia vaya a poder probar más de una o dos cucharadas y no quiero gastar dinero inútilmente en harinas. Es uno de los muchos ejemplos de mi alto grado de frustración, tiempo y energía necesarios para la preparación de la comida.

Hasta ahora, mi hija ha podido comer un sólo alimento a la vez. Estamos experimentando la combinación de un vegetal con alguna carne. Comienza con el vegetal, pero debe esperar unos cinco o diez minutos antes de comer la carne. Cada comida, entre los masajes de reflexología y la probada despaciosa de alimentos, le lleva dos horas.

Dicen que se ve mejor, aunque ella sigue sintiéndose mal. Estamos a fines de enero y ha estado lloviendo bastante. La humedad y el moho abundan por estos lados.

Sigo experimentando con todo lo que es comida y ropa para ella y para mí. Yo estoy reducida a dos pantalones, dos faldas y un par de camisetas a los que ella no reacciona por haberlos lavado tantas veces. Estamos juntas las 24 horas y en el mismo ambiente de los otros enfermos. Tengo que tener cuidado con lo que me pongo y uso.

No tengo un momento de descanso y vivo obsesionada. Lo único que tengo presente cuando entro en algún local o estoy cerca de alguien enfermo, es qué reacción llegaré a ocasionarle. Si no me doy cuenta en el momento por ignorancia, me lo dicen abiertamente, tanto en la clínica como en el campamento.

¡El ser humano es en realidad un animal de costumbre!, me repito numerosas veces al reflexionar sobre el giro tan radical que he experimentado en menos de un año. Para empezar, la preocupación por mi aspecto físico ha pasado a segundo plano. Mi crema dental es el bicarbonato de sodio (al que ya me he acostumbrado). Como desodorante, uso uno de la tienda naturista que no tiene perfume. Para la cara, por fin parece que puedo ponerme un aceite de vitamina E puro que no espanta a los demás y que yo puedo soportar, aunque me deja la cara bien brillante.

Además, el estar rodeada de personas que sólo atesoran la escasa ropa que poseen y se sienten orgullosas de la cantidad de lavadas que le han dado, ha tenido tanta influencia en mí, que la vanidad por estrenar ropa nueva en ocasiones especiales que siempre tuve, parece haber languidecido.

Aunque quisiese arreglarme un poco, desentonaría en el ambiente en el que me desenvuelvo: no hay nadie que le dé la menor importancia al aspecto físico de cada cual. Podría llegar a decir que existe una competencia tácita en la comunidad para ver quién lleva la ropa más vieja y desteñida, desplazando toda coquetería femenina de su lugar preferencial.

Para mi sorpresa, un día me comentaron con mucho entusiasmo el gran acontecimiento del campamento: la peluquera del pueblo había reservado una tarde para venir a cortarles el pelo a los que estuviesen interesados.

Parece ser que una a dos veces al año, les ofrece sus servicios a los del campamento. Yo me sentí intrigada por saber más sobre los procedimientos a seguir, por las condiciones tan limitadas en las que

JUNTAS CONTRA EL VIENTO

vivimos: nadie deja entrar a ningún extraño en su vivienda y, todos rechazan la intromisión de cualquier persona que no pertenezca a ese ambiente. Le propuse a Patricia que aprovechara también para cortarse un poco el pelo y aceptó.

Cuando llegó la peluquera, una mujer joven y muy conversadora, sacaron una silla de metal de la cocina comunitaria y la colocaron afuera, debajo de un árbol situado al lado de la cocina.

Ante mi asombro, a los pocos minutos comenzaron a salir "las clientas" de sus casas rodantes y remolques con el pelo mojado, una toalla sobre los hombros y sus propias tijeras y peine, listas para dejarse cortar el pelo. Mientras, la peluquera conversaba con cada una, poniéndose al día con los acontecimientos, como si se conociesen de toda la vida. Yo repetí exactamente lo que los demás hacían: le mojé el pelo a Patricia y le puse una toalla sobre los hombros... ¡Menos mal que poseía tijeras buenas y un peine grande!

Prueba de Fe

Patricia sigue con todos los tratamientos de rigor, sobre todo batallando por agregar más alimentos a su dieta. Es un período crítico para experimentar con comidas. Ha estado lloviendo de continuo y la humedad es fuerte.

Mientras tanto, el moho del ambiente está afectando su alimentación y está reaccionando a los pocos vegetales que con tanto esfuerzo ha logrado incluir en su dieta. Lo único que todavía alcanza a ingerir sin reaccionar, es la carne de animales de caza y algunas nueces. Ha pasado un mes y ha comenzado a perder el peso que había ganado

Sigo experimentando con otros alimentos sin éxito alguno. Todos los días tenemos consulta con el Dr. Rea, pero él tampoco tiene noticias alentadoras.

«Que continúe haciendo sauna y que pruebe otros alimentos. Me temo que los causantes sean el moho y el polen», me dice un día.

Diane sigue tratándola energéticamente cada semana sin lograr mejoría alguna.

Siento que la ayuda se está limitando a mi alrededor y comienzo a preocuparme. Cuando converso con la gente del campamento y les pido consejo, recibo versiones diferentes: probablemente tenga muchos parásitos, que tome tal o cual producto, que le haga un tratamiento para quitarle el mercurio que debe tener en la sangre, etc. Todas terapias muy fuertes. No creo que las resista. Me siento perdida, sin saber qué rumbo tomar.

Voy todos los días a la clínica ya que es el único lugar donde Patricia se siente mejor por el ambiente controlado que impera. Sin embargo, vivo en una lucha continua por conseguir algún cuarto donde pasar un par de horas tranquila. Cuando no se tiene cita, no está permitido estar allí. Es muy estresante, porque tengo que ingeniármelas para burlar la guardia de las enfermeras. A veces nos sentamos en el pasillo contiguo al laboratorio. No nos molesta nadie y casi siempre, los otros enfermos que esperan su turno se paran a conversar con nosotras.

A menudo encontramos en el pasillo a Amelia, una chica de unos treinta años, que también vive en el campamento. Ella va frecuentemente a la clínica para darse a conocer en la comunidad. Está diseñando unas tarjetas hechas de papel especial y quiere venderlas entre los pacientes.

Es simpática, siempre nos cuenta historias muy entretenidas y cuando la vemos, nos paramos a conversar con ella. Amelia le tiene más sensibilidad al ambiente que a la comida. Trabajaba para el departamento de policía antes de abandonar el trabajo por problemas de salud.

JUNTAS CONTRA EL VIENTO

Llevamos casi un año viviendo en Texas y Amelia, es la primera católica que he llegado a conocer hasta ahora. Me doy cuenta de mi ignorancia sobre las religiones que se practican en los Estados Unidos. Nunca pensé que esta región del sur, tendría la gran diversidad de religiones que he encontrado aquí. Es un shock cultural todavía mayor para mí, habiendo nacido y crecido en áreas y países en su mayoría católicos y, donde las otras religiones de las que siempre había escuchado hablar eran de la musulmana y la judía.

Nuestra relación se va afianzando cada vez más con el pasar de los días y me siento cada vez más a gusto en su compañía. En una ocasión le cuento:

«No sé qué hacer. Estoy desesperada. Patricia está empeorando cada día más. Nadie me está ayudando».

«Yo también he pasado por momentos espantosos y, me considero muy cerca de Dios porque gracias a Él, he logrado sobrepasarlos y Él se comunica siempre conmigo», me contesta rápidamente.

Sin embargo, agrega que, de adolescente, descubrió a algunos familiares pertenecientes a una secta satánica tratando de ofrecérsela al diablo a través de rituales satánicos. Nos describe con lujo de detalles algunas ceremonias observadas y otras que experimentó. Escucho con asombro relatos que sólo he visto en películas de terror.

Nos aclara que se considera afortunada de haber escapado de ellos con la ayuda de Dios. Que Dios la ha escogido y se comunica directamente con ella a través de mensajes que sólo ella escucha.

Toda esa información me parece increíble. Es prácticamente una desconocida. Sin embargo, le tengo confianza por ser la única católica del lugar y, me alegra que por lo menos se haya podido escapar a tiempo de algo tan terrible y difícil de liberarse como son las sectas satánicas.

No me atrevo a preguntarle mucho más, a menos que ella me cuente porque se me hace algo muy privado. Además, nos ha pedido que no comentemos nada al respecto porque es muy secreto.

«Voy a ver qué puedo hacer para ayudarte con Patricia», me dice.

En estos momentos mis ánimos están por el suelo al sentirme tan impotente. Me siento sola a pesar de la gente que me rodea, desesperanzada de tener a mi familia separada y lo peor de todo, de no saber qué hacer para salvar a mi hija.

Las palabras de alguien casi desconocido, me reconfortan un poco y me aferro a ellas como mi última esperanza.

Últimamente, mi pobre hija ha estado muy deprimida, resentida de estar postrada en cama desde hace casi dos años, de probar tantos

- 122 -

tratamientos y que ninguno le funcione, de que sus amigas se diviertan, mientras que ella está viviendo en un campamento rodeada de enfermos.

Solamente dos de sus compañeras de colegio la han llamado por teléfono desde que llegamos. Al mismo tiempo, opina que su padre no la comprende y que, aunque no lo diga abiertamente, él también crea que todos sus síntomas son sicosomáticos.

Los problemas emocionales de Patricia junto a los físicos me agobian de tal manera, que al levantarme por la mañana lo primero que me digo es:

¿Qué sorpresas desagradables me depara la rutina de hoy?

*****

Una noche, estando sentadas las dos mirando uno de los programas usuales en la tele, Patricia dice de pronto:

«¡Todas mis amigas se han olvidado de mí! ¡Nadie me ha llamado desde que estamos en Texas! ¡Además, papi no cree que yo esté enferma y piensa que me imagino todos los síntomas!».

Henos aquí, una vez más, con una de sus crisis emocionales, pienso yo.

Por mi parte, el estrés de no ver ninguna mejoría en ella y que no se dé cuenta de los sacrificios que Juan Manuel está haciendo por ella me tienen al borde de la histeria. Mi paciencia se ha acabado, así que le contesto fuertemente y terminamos discutiendo.

En ese mismo instante, llaman a la puerta y cuando la abro, es Amelia.

«Sentí que Patricia estaba en problemas. ¿Puedo ayudar?», nos dice.

Patricia y yo nos miramos asombradas de que sepa que estamos en medio de un altercado y yo prosigo a explicarle.

Procede entonces a darnos un sermón sobre lo que las relaciones familiares y las amistades representan en la vida. Al rato, agrega que ella puede ayudar a Patricia a resolver sus dificultades, especialmente sus desavenencias con Juan Manuel.

Patricia pasará un par de semanas repletas de conflictos emocionales, seguidos de muchas discusiones conmigo. Lo más alucinante es que estando en pleno altercado, de nuevo se aparezca Amelia a la puerta preguntando por nosotras.

«Sentí que me necesitaban», nos dice siempre.

Un día, pasa a vernos con una cámara fotográfica y dice:

«Quiero tener una fotografía de ustedes para que, cuando Patricia mejore, puedan comparar y observar la diferencia».

JUNTAS CONTRA EL VIENTO

Acto seguido, nos toma la foto y nos regala unos cuarzos para que los mantengamos en la casa rodante como protección de "energías nefastas que nos rodean", como las cataloga ella.

Yo observo toda la escena sin atreverme a interrumpir, atónita y paralizada por la incredulidad de semejante situación.

Lo que más nos afecta y sobre todo a mí, es que se aparezca cada vez que Patricia tiene una crisis emocional.

Está siempre pendiente de nosotras, preguntándonos sobre Patricia y, prometiéndonos su pronta recuperación... que Dios se lo ha comunicado.

«Les puedo dar agua bendita que bendije ayer», nos dice un día.

Yo nunca había escuchado que alguien, además de los sacerdotes, pudiese bendecir agua. Patricia y yo estamos tan ensimismadas con todo lo que ella hace por nosotras espontáneamente, que a pesar de que nada tiene sentido ni es lógico, el alivio emocional que nos provee, es inmenso.

Ando en una nebulosa por todo lo que estoy pasando y la desesperación en la que me encuentro. Lo único que resuena en mi cabeza es la frase "Patricia va a mejorar".

Todos los días, ella nos comenta:

«¿Patricia se siente mejor hoy? Yo la veo mucho mejor».

Sin embargo, Patricia sigue con los mismos problemas.

«Creo que sí», le digo sugestionada, tratando de convencerme a mí misma de que está mejorando.

*****

Unos días más tarde, estando las dos descansando, suena el teléfono:

«¡Hola monstrico! —Saludo habitual cariñoso de Gloria—. ¿Cómo les va?»

Es Gloria desde Colombia que me llama para saber de nosotras. Conocí a Gloria (colombiana) y a mi otra amiga Marta (argentina), a mi llegada a Francia. Así como yo, ellas también estaban en Grenoble para hacer sus estudios de postgrado. Desde esa primera noche del 5 de octubre de 1975, en que nos conocimos casualmente en la cocina comunitaria de la residencia universitaria donde vivíamos, surgió una amistad muy especial entre nosotras. Nuestra relación se afianzó de tal manera y compartimos tantas experiencias y aventuras, que al año siguiente decidimos mudarnos juntas a un apartamento que compartimos durante dos años hasta que me casé. Siempre las he sentido cerca de mí a pesar de la distancia física que nos separa. Hoy día, Marta vive en Francia y Gloria en Colombia.

«Patricia sigue más o menos igual. Pero conocimos a una chica que me va a traer agua bendecida por ella misma para ayudarla», le explico todo lo que ha estado haciendo Amelia por nosotras.

«¡Mi'jita, esa mujer está loca! Para empezar, sólo los sacerdotes pueden bendecir agua. Además, se está aprovechando de tu soledad y vulnerabilidad en estos momentos para tener más influencia sobre ustedes dos. Ese tipo de gente se aprovecha de la debilidad de los demás para hacerlas sus víctimas».

Durante un buen rato, Gloria me explica pacientemente las artimañas de las que se está valiendo Amelia para envolvernos en su locura. Mientras me habla, siento como si se levantara muy despacio un telón que llevaba frente a los ojos.

Comienzo a atar cabos y a tomar conciencia de que todo lo que Amelia nos había estado sugiriendo y haciendo por nosotras, yo lo acataba obediente, como hipnotizada. El mundo de nebulosas en el que he estado viviendo recientemente va desapareciendo paulatinamente.

Me siento muy decepcionada de mí misma por haber perdido la razón. No concibo haber caído tan bajo hasta el punto de creer ciegamente en las locuras de un extraño. Como si las convicciones construidas a través de los años se hubiesen desmoronado de repente. Ni yo misma entiendo semejante reacción de mi parte.

«Lo grave es cómo hacerle entender a Patricia que esa mujer está loca, si ella también le está creyendo ciegamente todo lo que le dice», le comento a Gloria.

«M'ija, le tienes que explicar que las ha atrapado porque se encuentran en un momento muy crítico de su vida».

Me despido de Gloria mientras pienso que me parece increíble que justo cuando necesitaba consejo, apoyo y ayuda desesperadamente, a Gloria se le ocurriese llamarme desde Colombia.

A raíz de la llamada, me fue mejor de lo que pensaba con Patricia. Después de conversar con ella un largo rato, ella también siente haberse dejado influenciar por esa mujer.

¡Ahora sí que estoy en un gran lío!, —me digo al darme cuenta de lo que he hecho—. *¡Cómo hago para pedirle que nos entregue los negativos de las fotos sin ensañarla contra nosotras!*

¡No entiendo cómo he dejado que todo esto haya pasado!, me repito constantemente.

Hablo enseguida con Ciccio, mi hermano mayor que vive en Venezuela, quien muy pacientemente me explica cómo proceder:

«Para que te sientas más tranquila, échale agua bendecida por un cura católico a la casa rodante por dentro y por fuera y pídele los negativos de las fotos a la mujer esa».

Lo más difícil es conseguir las fotos. Me armo de valor unos días después y le explico lo más diplomáticamente posible:

«Patricia y yo estamos muy agradecidas con la ayuda que nos estás ofreciendo, pero como sabes, nosotras tenemos creencias católicas muy arraigadas. Nos sentimos incómodas con lo que haces ya que es totalmente diferente a lo que estamos acostumbradas. No queremos herir tus sentimientos, pero deseamos también que me devuelvas los negativos de las fotos».

Como había imaginado, ella se ofendió y, sacando el rollo de la cámara fotográfica todavía sin terminar me lo entregó. Fue un alivio enorme haber recuperado el rollo sin que lo hubiese revelado.

«He tenido más suerte de lo que me esperaba», le cuento a Patricia con el rollo en la mano.

Hice lo que me indicó mi hermano y me fui en búsqueda de una iglesia católica en esa área por agua bendita.

Por fin, después de tanto preguntar, di con una. Son apenas las dos de la tarde cuando empujo la enorme puerta. Es una iglesia muy sencilla y está totalmente vacía. Mientras camino hacia el altar, observo las imágenes y estatuas de los diferentes santos, la Virgen María, el niño Jesús y, las dos paredes laterales con los retablos representando las diferentes etapas de la pasión de Cristo.

Cada imagen, cada cuadro, cada estatua regresa a mi memoria. He crecido, vivido y creído en todo esto. Cada uno de ellos ha estado presente en los momentos más importantes de mi vida desde niña.

¡Llevo tanto tiempo sin pisar una iglesia! ¡Cómo he podido olvidarme de todo esto!, me digo cayendo sentada en uno de los bancos frente al altar. Siento una inmensa alegría mezclada de sentimientos reconfortantes y me suelto a sollozar incontrolablemente.

Menos mal que a esta hora no hay nadie. Habría dado un gran espectáculo, —me digo ya mientras sigo pensando—: *¡Cómo ha pasado el tiempo! ¡No me había dado cuenta que llevaba tanto sentada, inmersa en mis pensamientos y reminiscencias!*

Ya más calmada, voy a la sacristía a hablarle al sacerdote. Le cuento sobre mi experiencia y le pido agua bendita.

«Muchas veces, todo está en las ideas que uno se hace de lo que nos sucede. No creo que esa mujer le haya podido hacer daño de esa forma, pero si la hace sentirse mejor, le doy un frasco con agua bendita para que le eche a la casa rodante y a su hija», me dice.

Regreso al campamento mucho más tranquila y dispuesta a limpiar… por si acaso, la casa por dentro y por fuera de posibles 'energías nocivas'.

ANA MARÍA ANDRADE

Desde ese entonces, cuando nos vemos con Amelia, nos saludamos desde lejitos sin decirnos más.

Un par de semanas más tarde la vemos llegar bien arreglada; poco usual entre los habitantes del campamento. Lleva un vestido blanco bordado muy bonito y sencillo. En la cabeza lleva una corona de florcitas frescas blancas. De por sí, es una mujer atractiva y con ese atuendo se ve todavía más bonita.

Parece salida de las pinturas de Botticelli representando a la primavera. Está muy sonriente y me pide que le saque fotos porque es una ocasión muy especial. Yo le pregunto:

«¿Cuál es la ocasión?».

«Me casé hoy».

«¿Con quién te casaste?», le pregunto por curiosidad, ya que no he visto a ningún hombre por allí con ella desde que estoy viviendo en el campamento y, ella jamás ha mencionado a ningún novio.

«Me casé con Dios».

Yo no contesto nada. Simplemente la felicito, le saco la foto y me retiro pensando:

¡De la que nos hemos salvado Patricia y yo! ¡Está loca de remate!

JUNTAS CONTRA EL VIENTO

El hotel

Ha estado lloviendo de continuo estos últimos meses. Todo está inundado. Menos mal que hay caminos de cemento entre las viviendas, la cocina y el lavadero. El esposo de la encargada me ha advertido que tenga cuidado ya que ha visto serpientes pasearse por allí.

¡Justo lo que me faltaba, que me pique una serpiente!, me digo.

Muchas veces tengo que ir a la cocina entrada la noche a prepararme algo. Los caminos no están alumbrados y la cocina siempre se encuentra sola y a oscuras. Que sea en medio de una tormenta o en pleno frío, es una prueba para mis nervios.

La mayoría de las veces cuando es muy tarde, salgo a la puerta de la casa rodante, respiro profundamente y, me lanzo como un bólido por el caminito sin parar hasta llegar a la cocina y prender la luz.

Mientras preparo, mantengo mis cinco sentidos bien alertas por cualquier sorpresa de algún animal extraño que se me aparezca. ¡Es desesperante!

*****

«¿Qué se puede hacer para ayudarla? La verdad es que Patricia ha empeorado estos últimos meses», le digo al Dr. Rea durante la consulta de hoy.

Como él no me contesta, prosigo después de un rato:

«Ha perdido muchos alimentos a causa de la humedad, ha bajado casi todo el peso que había recuperado, está de nuevo sin energía, hasta para salir de la cama».

Él me contesta lo que ya sé:

«La humedad la está afectando más de la cuenta. Que siga con las inyecciones para neutralizarle otros alimentos, que le hagan otra intravenosa de vitamina C y auméntele las sesiones de energía. Yo le daré otras también».

La imparable lluvia, junto con las inundaciones que tenemos en ciertas zonas del campamento, han ayudado a que el moho penetre por entre las paredes de nuestra vivienda. Mi hija no puede siquiera tener cierto alivio dentro de ésta como antes.

Estoy impresionada con el nivel de humedad dentro de la casa. Ni siquiera el aire acondicionado prendido las 24 horas logra controlarlo.

Compro un deshumidificador, lo conecto en su cuarto antes de salir para la clínica y al regreso, encuentro el receptáculo del depósito de agua, de una capacidad de 16 litros, lleno de agua hasta el tope. Es una cantidad de humedad gigantesca la que rodea el cuarto y que no percibimos.

- 128 -

Decidimos refugiarnos en la clínica del Dr. Rea desde su apertura a las 9:00 a.m. hasta que cierren a las 5:00 p.m. El fin de semana pasado, transcurrimos el día sentadas en el suelo del pasillo que da a un parquecito detrás del edificio.

«¿Podría quedarse a dormir Patricia en la clínica?», le pregunto al Dr. Rea durante la consulta de hoy.

«¡Ojalá pudiera dejarlos dormir a todos aquí en la clínica! Les he presentado muchas veces la petición a las autoridades de la ciudad, pero siempre me la han negado», me contesta con tristeza.

El Dr. Rea ha estado luchando por años incansablemente para que las leyes reconozcan que los químicos afectan sobremanera el sistema inmunológico del ser humano. Muchas veces tiene que ir a declarar en los tribunales en defensa de trabajadores afectados por las condiciones de contaminación química donde trabajan.

«Vayan a visitar nuestros apartamentos para ver si Patricia encuentra alguno que pueda aguantar», agrega sin mucho convencimiento por falta de otra alternativa.

Eso hacemos ese mismo día y, así como me lo temía, todos están muy húmedos para ella. Está demasiado enferma como para aguantarlos.

Sigo buscando sin ninguna suerte, hasta en las afueras de la ciudad.

«En el hotel Marriott de las afueras hay una sección reservada a personas con sensibilidad ambiental como nosotras. ¡Por qué no pruebas allí!», me dicen cuando lo cuento en el campamento.

Obtengo toda la información correspondiente al hotel al día siguiente: los alquilan semanal y mensualmente, son estudios y, no hacen el aseo con ningún limpiador abrasivo.

«Nos instalaremos durante una semana sin dejar de alquilar la casa rodante en caso de que no funcione este experimento», le cuento a Juan Manuel por teléfono esa noche.

El acepta. Para él, cualquier otro lugar es mejor que el campamento.

A pesar del cansancio, me siento animada por el ambiente alegre y la decoración acogedora que rodean el hotel. El estudio que me muestran es también agradable, con cocinita moderna, muebles sencillos y dormitorio espacioso.

En otra ocasión, este estudio no me parecería nada del otro mundo, pero después de vivir en un ambiente tan desposeído de toda comodidad como lo es el campamento, esto es un palacio.

El día anterior a la mudanza voy a preparar el estudio que tiene alfombra en la sala y en el cuarto de dormir.

JUNTAS CONTRA EL VIENTO

Como es una alfombra vieja, no debería producirle reacción, me digo mientras prosigo a aspirar cada milímetro de ésta.

Al final del día me siento satisfecha porque no he dejado ni una esquinita sin limpiar.

He tenido que sacar algunas pertenencias de nuestra vivienda al coche disimuladamente para que la encargada no se dé cuenta que estoy buscando por otro lado.

He hecho tres viajes hoy entre el campamento, la clínica y el hotel y, he limpiado el estudio. Estoy físicamente agotada, pero la determinación de encontrar algo soportable para Patricia me da las fuerzas que jamás pensé tendría.

Lo más difícil es la subida de las escaleras que llevan al ascensor con el botellón del agua. No lo pienso dos veces y lo agarro con ambos brazos.

Nunca en mi vida había cargado algo tan pesado. Espero no romperme la espalda, pienso al subirlo con mucha dificultad.

Un día más tarde, después de tener todo instalado, llego con Patricia al estudio. Ella lo recorre callada y luego, se sienta para ver televisión en la sala.

«Bajo a secar las sábanas, cobijas y ropa. Están demasiado húmedas», le digo mientras desciendo a la lavandería del hotel.

El hotel permite que los huéspedes de la sección verde, como la llaman, puedan hacer uso de sus lavadoras gigantescas.

Estoy contenta de poder ponerlo todo en esas secadoras. Son seguramente más eficientes que las del campamento.

La lavandería está desierta. Procedo a leer las instrucciones para su uso, pongo la ropa en una secadora y subo a ver cómo está Patricia.

«Siento mucha corriente eléctrica en este estudio», me recibe con esta mala noticia.

Busco por todo el apartamento la posible causa, pero no encuentro nada. Sin embargo, cuando me asomo por la ventana y miro hacia abajo, descubro que los aparatos que alimentan los aires acondicionados de todo el hotel, están justamente debajo de nuestro ventanal.

«Bueno, aléjate de allí y trata de sentarte en diferentes rincones para ver cuál emana menos electricidad. Yo bajo a buscar la ropa que debe estar seca. Ya ha pasado media hora», le digo mientras ella procede a inspeccionar cada área posible.

Cuando bajo, me encuentro con otra sorpresa.

«¡Dios mío, toda la ropa huele a quemado!», exclamo mientras saco las vestimentas una por una.

- 130 -

Resulta que esas secadoras industriales son muy potentes y, el nivel de calor que emiten es muy alto para la poca cantidad de indumentaria que yo coloqué.

¡Qué horror, arruiné la poca ropa y sábanas que tenía!, me digo descorazonada.

Subo y ella me tiene otra mala noticia:

«Tanto la electricidad como la alfombra me están afectando. Siento como si tuviese fuego por dentro».

Le observo entonces con sorpresa la cara completamente roja.

«Ya es muy tarde para refugiarnos en la clínica; son las 7:00 de la noche. No vale la pena regresar al campamento: la casa rodante está en peores condiciones. Tratemos de pasar la noche en este lugar», le pido.

Enseguida cubro la alfombra del dormitorio y de la sala con todas las sábanas que tenemos. El lugar está totalmente blanco y oliendo a quemado. Ella intenta acostarse en la cama, pero no puede.

Le indico entonces que se refugie en la cocina. Allí no hay alfombra. Se sienta en un rincón mientras yo prosigo:

«Un problema resuelto. Falta el de la electricidad».

Es viernes por la noche y afuera llueve a cántaros. El desespero comienza a invadirme porque observo que su energía está flaqueando. No sé por dónde agarrar para proporcionarle un poco de alivio ni qué hacer con ella.

De pronto, recuerdo que el Dr. Rea siempre nos ha dicho que, para descargar la electricidad del cuerpo, si no se puede tocar tierra directamente, lo mejor es conectarse a cualquier objeto de cobre que tenga contacto con la tierra.

«Quédate aquí. No te muevas de la cocina. Ya vuelvo», le digo saliendo con las llaves del auto en busca de un alambre de cobre.

¡Qué noche tan inoportuna para llover!, pienso mientras lucho por tener mejor visibilidad al tratar de avanzar casi con radar bajo esa lluvia torrencial. Siempre ha sido difícil desempañar los vidrios de nuestro coche cuando llueve, a pesar de tener el aire acondicionado encendido al máximo como recomienda el manual.

No conozco esa zona de la ciudad, no tengo idea si todavía haya almacenes abiertos a esa hora de la noche y tampoco sé dónde puedan vender esos cables. Por fin, no sé cómo, llego a un centro comercial donde hay un almacén de materiales de construcción. Consigo dos cables de cobre bastante largos y regreso al estudio, esperanzada porque este experimento funcione.

Patricia está bastante débil con toda esa electricidad que está recibiendo. Le amarro una punta de uno de los cables a la muñeca y la otra punta, al caño del lavaplatos. ¡Tiene que terminar en la tierra! La punta del segundo cable, se la amarro a un tobillo y conecto el otro extremo del cable al sifón del lavaplatos también.

Creo que el cansancio y los nervios están de mi parte porque al terminar mi experimento me siento y al mirarla, me pongo a reír incontenibleme nte mientras le menciono:

«Te ves muy cómica. Pareces un perrito que acabo de amarrar a un poste para que no se escape».

Nos sentamos las dos estalladas de la risa... ¡Quizás para no llorar!

El experimento ha funcionado algo. Ahora falta solucionar el problema de la dormida. Como el baño no está alfombrado, tampoco la afecta y por suerte tiene bañera.

«Esta noche usarás la bañera como cama», sugiero pensando en cuántas cobijas le podré poner para que duerma medio cómoda.

Así durmió la única noche que pasó en ese estudio: en una bañera como cama y amarrada de la mano y del pie, al lavaplatos de la cocina.

Al día siguiente recojo como autómata una a una las pertenencias que hemos llevado desde el campamento. Me siento anestesiada. Un sinfín de sentimientos: decepción, frustración, rabia, depresión, unidos al cansancio físico por todo el esfuerzo y la tensión del día anterior me rodean hasta invadir lo más profundo de mi ser.

Damos dos pasos para adelante y cuatro para atrás, razono sin atreverme a expresar lo que siento frente a Patricia para no desanimarla todavía más de lo que está. Ella tampoco ha pronunciado palabra alguna desde que nos levantamos y en silencio, tomamos el camino de regreso al campamento.

«¡Menos mal que no le habíamos contado nada a nadie!», le comento.

ANA MARÍA ANDRADE

El último intento

«No sé qué hacer con Patricia, —le digo desesperadamente al Dr. Rea durante la consulta de hoy—. No tiene ni un metro cuadrado de espacio donde descansar sin sentirse atacada por la humedad y la contaminación. Cuando no es una cosa, es otra. Siempre hay algo que la afecta. Ha perdido todo el peso que había recuperado, le han regresado los dolores de fibromialgia y está totalmente falta de vigor. Ni siquiera la terapia de energía le está surtiendo efecto. Siento que estamos en el mismo punto de partida de hace un año cuando llegamos aquí. ¿Qué me aconseja hacer?».

Después de pensarlo un poco, me contesta:

«Tienen la escogencia entre el Polo Norte o el desierto. Son los únicos lugares donde no existen ni humedad ni moho. Allí se sentiría mejor».

Yo lo miro incrédula porque me parecen dos soluciones bastante extremas en nuestro caso.

Luego, le dirijo la mirada a Patricia esperando una reacción por parte de ella. No recibo nada: su expresión no muestra emoción alguna, como si estuviese en otro mundo, a tres mil millas de allí. No estoy segura de que esté consciente de lo que estamos hablando.

Me pongo en el lugar del Dr. Rea y siento que él también está frustrado. Después de un año de lucha diaria ofreciéndonos las innumerables alternativas que posee en su clínica, el único elemento del que no tiene control alguno (la intensa humedad y el moho que nos rodean), le han estado comprometiendo los buenos resultados que lo han hecho famoso curando a enfermos graves.

Le contesto: «El Polo Norte es demasiado frío e inhóspito y del desierto no sé nada».

Me sugiere: «Arizona es un lugar seco, lo mismo Colorado y New Mexico. Podría buscar por esos lados».

Mientras me habla, pasan por mi recuerdo, las imágenes desoladoras de las fotos que me mostraron hace unos meses unos conocidos sobre Arizona.

Regresamos al campamento apesadumbradas, sin saber cómo atacar un grave problema al que nos enfrentamos de nuevo. Yo no me quiero ir de allí. Siento que estoy en el único lugar donde comprenden por lo que estamos pasando.

Sin embargo, es impresionante la humedad terriblemente fuerte que hay alrededor. El campamento está prácticamente inundado. Para movilizarse entre las casas móviles y remolques, se puede andar únicamente por los caminos de cemento. Lo que antes era grama y tierra,

JUNTAS CONTRA EL VIENTO

ahora es una enorme piscina de agua. La humedad sigue penetrando por entre las paredes de nuestra casa rodante a pesar de tener el deshumidificador prendido las 24 horas.

«Si me lo contasen, no lo creería», le comento a mi hija mientras vacío el enorme receptáculo del deposito de agua del deshumidificador, que se llena cada par de horas.

Al día siguiente, llevo a Patricia a la sesión de energía y al finalizar ésta, le cuento a Diane sobre la conversación sostenida el día anterior con el Dr. Rea. Ella me contesta:

«El mundo no termina en los límites de Dallas. De pronto, la solución para Patricia radica en salir de esta región».

Su comentario me deja todavía más perpleja.

Regresamos a la clínica para pasar el día en el único lugar donde Patricia se siente bien.

«Nos podríamos esconder en algún rincón de esta clínica cuando la vayan a cerrar para que puedas pasar la noche tranquila aquí», le comento, pero descarto la idea por las posibles consecuencias si nos encuentran.

Esta mañana al llegar a la cocina, me encuentro con Yolanda, la cocinera del campamento y, le cuento sobre nuestra situación.

«Mi casa está a la orden para Patricia. No sé si la podrá tolerar, pero por lo menos le podría servir para pasar la noche», me responde ella.

Yolanda vive en una casita en el centro del pueblo. En estos momentos, como está remodelando la sala y el comedor, los únicos cuartos en los que puede estar sin enfermarse son la cocina, el baño y su alcoba. Se encuentra limitada entonces, a vivir en esas tres piezas con lo básico; el resto de sus pertenencias, lo tiene en el garaje. Aunque éste es enorme, hay una infinidad de objetos: muebles, artefactos eléctricos, maletas con ropa y mucho más, donde a duras penas se puede caminar.

Es realmente excepcional que un enfermo ofrezca su lugar para compartir con otro enfermo. Nunca están seguros de si este último les va a contaminar su espacio vital. Creo que me debe haber visto tan desesperada que me lo ofreció con la generosidad que la caracteriza.

No lo pienso dos veces y después de darle las gracias efusivamente, le llevo la noticia a mi hija. Comienzo a preparar la ropa y comida que se va a llevar para pasar la noche allá.

Este nuevo experimento me reanima y le expreso:

«Por lo menos tienes donde dormir mientras tomamos una decisión. Si llegas a soportar esa casa, podríamos buscar una en el centro del pueblo que no esté tan contaminada para ti».

Podría buscar algo de ese estilo y como está cerca de la clínica, de pronto establecernos allí. Nuevos planes comienzan a manifestarse poco a poco en mi mente.

Llegamos a la casa de Yolanda después de cenar. La casa queda a unos siete minutos en auto del campamento, en un vecindario residencial del pueblo. Es una quinta de un piso, con comedor y sala bastante espaciosos, una cocina grande, un dormitorio con un baño enorme y el garaje como para dos autos. Patricia visita cada cuarto y el único donde se siente mejor, es en el pasillo que lleva a la cocina. Le pongo las mantas en el suelo y allí va a pasar la noche: ¡En el piso del pasillo de la cocina!

La dejo instalada y de regreso al campamento, como me siento tan agotada física y mentalmente, me doy cuenta de repente que no he parado de manejar en todo el día.

Paso frente a uno de los dos restaurantes de comida rápida del pueblo y recuerdo que tampoco he comido. Por fin puedo sentarme a descansar un poco sin tener que planificar, ni preocuparme de nada.

¡Ese restaurante es mi refugio! Pido siempre lo mismo: una hamburguesa con papas fritas y un refresco.

Me siento en un rincón con el periódico del día que siempre tienen a disposición de los clientes. Es mi oportunidad, hojeando los titulares, de recordar que soy un ser humano y, que tengo familia y amigos también en otro rincón del mundo.

Otras veces, cuando me entretengo observando a la gente que está sentada a mi alrededor, termino añorando una vida normal como la de esas personas y acabo más deprimida que antes. Entonces me paro y me voy.

Patricia no tiene siquiera un lugar donde pasar la noche. La casa rodante, su último recurso, ya no le sirve. No queremos abusar de la hospitalidad de Yolanda porque sabemos que tampoco es cómodo para ella tener a Patricia allí.

Además, Patricia se siente bien sólo en el pasillo que da con la cocina y, en el baño de esa casa.

Estoy tan desesperada que decido llamar esa misma noche a Maryanne en Australia, para pedirle consejos sobre nuestra situación actual.

Maryanne ha llegado a tener una influencia enorme en mi vida. En los momentos de mayor desesperanza, en los que he sentido que la vida de mi hija se me escapaba, ella ha sido la única a la que he podido recurrir para obtener ayuda física y apoyo moral.

Maryanne me escucha y con voz calmada me dice después de una pausa: «¿Por qué no se mudan a New Mexico? Yo conozco a varias personas que viven en Santa Fe. Es desierto y hay muchas áreas sin

JUNTAS CONTRA EL VIENTO

contaminar por esos alrededores. Llámame dentro de 24 horas. Verás que habrá una solución. Cuando me llames, te daré algunos números de teléfono que te podrían ser de mucha utilidad».

Espero exactamente las 24 horas con ansia para hablar nuevamente con ella; me da el número de un médico amigo que nos podría ayudar. Lo anoto sin mucho convencimiento, ya que una mudanza a New Mexico, en las condiciones en las que se encuentra Patricia, me parece bastante complicada y decido acostarme.

*****

El despertador me recuerda que son las siete de la mañana.

¡Quién sabe cómo habrá dormido anoche!, me digo mientras me preparo para ir a buscarla.

Patricia no quiere volver al campamento a descansar antes de dirigirnos a la clínica del Dr. Rea. Decide quedarse en el baño de la casa, que es muy grande y donde se siente bien.

Yolanda está en el campamento toda la mañana trabajando. Por lo menos Patricia se puede quedar allí mientras le preparo la comida y recojo la ropa. Me toca hacer varios viajes porque mi cabeza no da para más; una vez se me olvidó el agua y otra, la comida de su almuerzo.

Al mediodía, con la excusa de otra consulta con el Dr. Rea, nos vamos a la clínica a pasar el resto de la tarde allá. Mientras esperamos en una de las salas, entablo conversación con otra paciente que se encuentra sentada a mi lado y, que también está esperando turno para su cita con el doctor.

Me enfrasco en la conversación con la paciente: me está dando información interesante sobre un nuevo catálogo de harinas orgánicas, que a ella le ha resultado muy bueno.

Durante un buen rato, me olvido de Patricia, quien ha estado recostada sobre un sofá a mi lado. De repente, volteo a mirarla y observo preocupada la falta total de expresión en su cara. La vuelvo a examinar más detenidamente porque no entiendo si ha perdido el conocimiento o, lo más horripilante, que se haya muerto allí mismo, frente a mis ojos.

Le remuevo entonces un brazo. A pesar de que de mis labios no sale ningún sonido de aprensión y mi rostro tampoco expresa la congoja interna que estoy sufriendo, un suspiro de alivio me invade al observar que abre los ojos.

¡Está viva, sólo estaba dormida!, pienso.

El episodio ocurrido esta tarde me hace sentir como si la vida de mi hija se me estuviese escabullendo de las manos una vez más. Esa misma noche tomo la decisión de irnos a New Mexico.

Llegamos a nuestra casa rodante que está con menos humedad. Había contratado a la señora que hace la limpieza del campamento, para que limpiara cada rincón, la cerrara, le prendiera el aire acondicionado y el deshumidificador y, le vaciara el receptáculo del agua cada dos horas hasta nuestro regreso.

Por lo menos Patricia puede dormir sin tener que molestar a Yolanda.

Mi llamada telefónica a Juan Manuel esa noche le revela el verdadero estado de Patricia y, mis intenciones de mudarnos lo más pronto posible.

«No creo que deban irse enseguida. Esperen a que yo vaya dentro de una semana para ayudarlas a mudarse», me dice Juan Manuel muy contrariado.

«Es que no puedo esperar más tiempo. La vida de Patricia depende del que nos vayamos lo más pronto posible», le contesto terminando la conversación sin ningún acuerdo entre los dos.

Patricia pudo dormir más o menos bien y yo me dispongo entonces, a hacer las llamadas telefónicas apropiadas a las personas que me recomendó Maryanne. Cuando logro comunicarme con el médico de Santa Fe sugerido por ella, éste me da la mala noticia de que por el momento no sabe de nadie que nos pueda ofrecer alojamiento apropiado. Sin embargo, me dice que conoce a una tal Helen, quien alquila cuartos en su casa y, que esta última fue construida sin materiales tóxicos.

Helen es originaria de California y vive en Santa Fe donde logró construir su casa con materiales especiales. Ella llegó a un alto grado de sensibilidad a los químicos a raíz de unos implantes de senos defectuosos que le habían puesto años atrás y, que le debilitaron el sistema inmunológico.

La llamo enseguida y después de explicarle nuestra situación, ella me responde:

«Estoy acostumbrada a alquilar mis cuartos a otras personas sensibles, pero nunca a alguien tan enfermo como su hija».

Al final, logro convencerla de que me alquile uno. Le explico que estamos desesperadas y le prometo que el alquiler va a ser temporal, uno o dos meses máximo, porque lo necesitamos únicamente mientras buscamos habitación permanente.

Helen acepta renuentemente. No obstante, en estos momentos tiene ambos cuartos vacíos y le conviene alquilarlos, para asegurarse una entrada monetaria por un par de meses.

«Voy a gestionar los cambios de nuestras reservaciones aéreas y llegaremos allí lo más pronto posible. La llamaré apenas tenga todo listo», le manifiesto.

Esta noche le explico mis planes a Juan Manuel durante nuestra llamada telefónica diaria. Él está de acuerdo con la idea de irnos a Santa

JUNTAS CONTRA EL VIENTO

Fe. Sin embargo, quiere que lo espere una semana más para que Roberto y él puedan venir a ayudarnos.

Hasta ahora le he transmitido a Juan Manuel mi versión de nuestra realidad, embelesándosela. Quizás, porque me resista con todas las fuerzas a aceptar la derrota que siento por haber fracasado con esta estrategia.

Me siento, además, culpable de haber empujado a toda la familia a separarnos por tanto tiempo y, a pesar del sacrificio, que no haya resultado nada y nos encontremos en la misma situación del comienzo.

Peor aún, que Juan Manuel haya creído y confiado en mí, al punto de aceptar todas mis decisiones por muy locas que le hayan parecido y, por muy en contra que él haya estado.

Sin embargo, la urgencia del estado de salud de Patricia me empuja a decir en voz alta lo que no había querido aceptar en mi interior hasta ahora.

«Imposible, no puedo esperar más tiempo. No te lo quería comentar, pero Patricia está muy mal en estos momentos», le digo finalmente.

«Con mayor razón para que me esperen. Estoy en total desacuerdo contigo», me responde muy enfadado.

Percibo que él también está frustrado de estar tan lejos de nosotras y no poder ayudarnos. Pero mi empeño o quizás mi desespero, me impide darle más explicaciones y siento que no tengo tiempo para perder porque sé que la vida de Patricia está de por medio.

ANA MARÍA ANDRADE

Viaje a New Mexico

«Logré cambiar las reservaciones para mañana», le digo a Patricia, aunque me ha tomado toda la mañana. No fue sencillo porque el cambio incluyó reservar una silla de ruedas y ordenar dos bombonas de oxígeno para el vuelo. No las permiten sin receta médica, que conseguí con mucha facilidad gracias al Dr. Rea.

Tengo que coordinar tres detalles importantes en toda esta mudanza: qué hacer con el oxígeno que Patricia usa constantemente al llegar al aeropuerto, cómo conseguirle oxígeno a su llegada al aeropuerto de Albuquerque y, qué hacer con el coche una vez que lleguemos al aeropuerto para tomar el avión

Menos mal que tengo una buena relación con las empleadas del almacén donde me alquilan las bombonas de oxígeno en Dallas. Ellas entienden nuestra situación cuando les explico.

«Voy a dejar las bombonas en el coche que va a estar estacionado en el parqueadero del aeropuerto cuando nos vayamos. Mi esposo va a llegar un par de días después y, se las va a entregar apenas lo recoja del aeropuerto. El problema es que él llega el sábado y ustedes no trabajan ese día», les explico.

«Está bien. Nos podemos encontrar en una de las salidas de la autopista esa tarde», me contesta ella con amabilidad.

Yo me siento tan agradecida que una persona extraña esté dispuesta a salirse de su rutina para ayudarnos de esa manera, pero quedo frustrada por falta de palabras para manifestar lo que siento.

Ella misma me da el número de una agencia que alquila bombonas de oxígeno en Santa Fe. Los contacto, y nos ponemos de acuerdo para que las envíen a la casa de Helen. Ella accedió, además, a irnos a buscar al aeropuerto con las bombonas para que Patricia se ponga el oxígeno inmediatamente a nuestra llegada.

Esa noche, le cuento a Juan Manuel sobre los arreglos que he hecho. Él no puede venir antes porque Roberto tiene clases hasta el final de la semana. No les queda otro remedio sino esperar hasta ese sábado para venirse los dos.

«Yo dejaré el coche en el estacionamiento del aeropuerto. No sé todavía dónde. Te lo diré una vez que hayamos llegado allá. En el auto estarán las dos bombonas de oxígeno que ustedes deberán entregarle esa misma tarde a una señora que vive en el siguiente pueblo», le digo mientras procedo a darle toda la información necesaria.

Nos despedimos del Dr. Rea y por la tarde, vamos a la última sesión de energía con Diane. Ella nos asegura que todo nos va a ir bien y

JUNTAS CONTRA EL VIENTO

me repite, que ve a Patricia llevando una vida normal en un futuro no muy lejano.

Yo la miro incrédula y mientras me dirijo al carro, pienso: *¡Seguro que me lo dice para animarme!*

La mañana siguiente me levanto temprano para hacer las maletas. Ni siquiera nos da tiempo de ordenar la casa rodante como me gustaría. Les dejo la molestia de la arreglada y recogida de todo a Juan Manuel y a Roberto. Comienzo a empacar con disimulo lo esencial. Odio las despedidas.

¿Qué sucederá si Patricia se me muere por el camino? Juan Manuel nunca me perdonará el que me haya llevado a nuestra hija sin su consentimiento y, que de paso le cause la muerte, reflexiono mientras manejo hacia el aeropuerto.

Me doy cuenta de repente, que la responsabilidad de la vida de mi hija, mi matrimonio y mi familia reposan sobre mis hombros. Comienzo a sentirme angustiada de que algo vaya a salir mal. Sin embargo, una fuerza extraña me empuja a seguir adelante con el plan a pesar de todo lo que estoy arriesgando.

Llegamos al aeropuerto, dejo a Patricia en manos de una agente de la aerolínea que la está esperando con una silla de ruedas y, procedo a estacionar el auto. Regreso cargando las maletas y corro como puedo hacia la puerta de embarque.

Mientras me precipito a duras penas por los largos pasillos del aeropuerto con las maletas en mano y el miedo a perder el avión, llego justo unos minutos antes de que cierren la puerta, sin aliento y mareada por el esfuerzo.

Nos acompaña hasta el asiento una azafata para conectarle la bombona de oxígeno y nos hace todas las recomendaciones del caso. Yo procedo, además, a cubrir su asiento con una sábana de algodón que me traje. Le conecto su propia máscara de oxígeno de cerámica que siempre usa; no soporta los tubos de goma con los que vienen las bombonas de oxígeno que se alquilan.

Al terminar todos estos ajustes, me doy cuenta de que todos los demás pasajeros están observando el trajín en el que andamos las dos.

El avión despega y Patricia parece estar bien, aunque yo me siento extremadamente agitada con el viaje. Mi mayor temor, que Patricia tenga una emergencia en pleno vuelo... *¿Qué hago?*

De repente, un señor bastante joven que está sentado detrás de nosotras observando mi estado de alteración, se dirige hacia mí y dice:

«Señora, soy médico y la puedo ayudar con lo que se le ofrezca».

Le doy las gracias mientras recuerdo el dicho *"Dios aprieta, pero no ahoga"*.

TERCERA ETAPA
(1997-1998)

ANA MARÍA ANDRADE

Llegada a Santa Fe
12 de marzo, 1997

El avión aterriza en el aeropuerto de Albuquerque donde nos espera una agente de la aerolínea con una silla de ruedas para trasladar a Patricia. Mientras la sigo por todos los pasillos y salones del aeropuerto, observo con curiosidad la diferencia arquitectónica, la decoración muy típica del oeste en la que el color ocre predomina. Los ventanales abundantes en todas las áreas dejan entrar una claridad impresionante que, a su vez, se refleja en los pisos limpios y brillantes.

¡Esto no parece un aeropuerto! Tiene personalidad y es un deleite para la vista, reflexiono mientras prosigo hacia la salida.

Lo que más me llama la atención es la energía tan positiva que rodea el lugar. Me siento con una paz y tranquilidad muy poco usuales.

Llegamos al estacionamiento. Un alivio inmenso me embriaga al ver que la señora que nos hospedará en Santa Fe nos está esperando con su coche. Además, trajo las bombonas de oxígeno que le había pedido para hacer el recorrido de Albuquerque a Santa Fe sin problemas.

Comenzamos nuestra nueva aventura con el pie derecho, pienso al instalarnos en su coche.

Apenas salimos de la ciudad y tomamos la única autopista que nos lleva a Santa Fe, me encuentro frente a un paisaje totalmente diferente al que estoy familiarizada. Me recuerda el desierto visto en tantas películas y fotografías.

El trayecto dura una hora durante el cual observo impresionada millas y millas de tierras inhabitadas. Ni una sola casa comparece por todo el camino. La falta de vegetación es otra característica generalizada. De vez en cuando, se manifiesta una que otra elevación, mas todo muestra el color de la tierra sin ninguna intervención del verdor al que estoy acostumbrada. Los pocos árboles con los que nos topamos esporádicamente son más típicos de la familia del cactus.

«Estamos subiendo bastante mientras nos acercamos porque Santa Fe está a más de 2.300 metros de altura. Es como un páramo. Van a sentirse un poco mareadas si no están acostumbradas a la altura», nos advierte Helen. Aunque a mí no me preocupa porque Patricia está usando la máscara de oxígeno.

A medida que nos acercamos a la ciudad, una cadena de montañas comienza a entreverse y sus cimas hermosamente nevadas, me demuestran que deben ser bastante altas para mantener esa nieve en esta época del año.

«Son las montañas Sangre de Cristo que limitan una parte de la ciudad», nos explica.

JUNTAS CONTRA EL VIENTO

Mi ignorancia sobre los desiertos es tal que la presencia de este paisaje me deja con la boca abierta. ¡Desiertos con montañas de picos nevados! A pesar de que el color tierra predomina, sorpresivamente se observa un cambio en la vegetación por la presencia esporádica de áreas cubiertas de pinos.

Mientras entramos a la ciudad, observo también la falta de edificios. Además, todas las construcciones son del mismo estilo, de un piso en su mayoría, hechas de adobe y, las llaman "casitas". Tienen una que otra variación pequeña en ciertos detalles arquitectónicos para distinguirlas las unas de las otras, pero en realidad, todas están pintadas en los diferentes matices de terracota. Se parecen a las casitas de los pesebres que tantas veces había creado de pequeña en Navidad año tras año.

El hogar donde nos quedaremos está ubicado en una zona residencial muy bonita. Tiene cuatro dormitorios, sala y comedor espaciosos, una cocina muy moderna y grande, un garaje enorme y terraza. La decoración es contemporánea y de muy buen gusto. Para nosotras, acostumbradas a vivir en casa rodante, es como un palacio.

Patricia usará un cuarto y yo dormiré en el contiguo por un mes. El de Patricia es grande. La señora le quitó la mayoría de los muebles, pero yo termino por suprimir por completo los pocos que quedan y pasarlos a mi cuarto porque, aunque es poca madera, mi hija le reacciona a ésta también.

Me doy cuenta, además, que, para evitar eventuales reacciones, debo tapar toda la puerta con papel aluminio y prosigo a revestirla por completo.

Después de instalarnos, procedemos a explorar el vecindario y Patricia decide salir sin ayuda de la máscara de oxígeno. Comenzamos tímidamente y nos quedamos sorprendidas al observar que ha caminado una cuadra sin necesitarla.

«Siento como si el aire fuera más ligero. Me siento bien respirándolo», me dice.

«¡Eureka, no necesitas máscara! Esto hay que contárselo a tu padre», le contesto entusiasmada.

Comienzo a darme cuenta que he estado tan preocupada por que no tenga reacciones en el cuarto, dentro y fuera de la casa, que no me percato de la diferencia tan increíble que hay entre el aire que se respira en Santa Fe y el que nos rodeaba anteriormente. No hay ni un pequeño porcentaje de humedad: grandísima ventaja, ni contaminación. Hasta yo, que nunca he sentido la disparidad, lo percibo.

*****

ANA MARÍA ANDRADE

Menos mal que me traje la última reserva de carne y de nueces en una pequeña neverita. Es lo único que Patricia puede comer. Mañana debería llegar el nuevo pedido a esta dirección, pienso mientras organizo su comida por la noche.

Estoy también contentísima con la anticipación de la llegada de Juan Manuel y Roberto dentro de diez días. Me van a traer el coche para así tener la movilidad que necesito para organizarnos. Me da pena pedirle a Helen el favor de que me lleve a cualquier sitio.

Por fin me acuesto agotada física, mental y emocionalmente por todo lo que he pasado entre la salida del campamento, el viaje y la llegada a Santa Fe.

Me despierto a las siete como de costumbre y curiosa, me acerco al cuarto de Patricia para saber cómo pasó su primera noche.

«Creo que le estoy reaccionando a algo en este cuarto. Siento un gran calor por todo el cuerpo», me recibe con la mala noticia.

«Es cierto; tienes la cara roja», le digo mientras pienso frustrada: *no tengo un momento de tregua. He despojado este cuarto de todo alérgeno posible e inimaginable. Lo único que queda es la cama y una mesita de noche. ¿Qué podrá ser ahora?* Procedo a cubrir con papel aluminio también un par de cuadros que Helen ha dejado colgados en la pared.

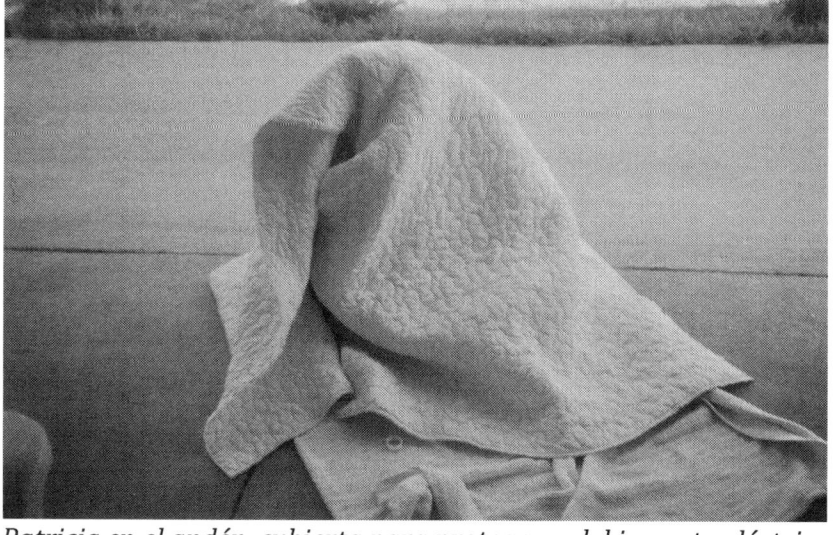

Patricia en el andén, cubierta para protegerse del impacto eléctrico del interior de la casa

La ayudo a prepararse y decidimos salir al frente de la casa, hecha de cemento y ladrillos, para que se recueste en el suelo y poder estar así enraizada a la tierra.

JUNTAS CONTRA EL VIENTO

Se enrolla en la cobija y se recuesta en el pavimento, casi a orillas de la acera. Se ve rarísima tirada allí, envuelta como un salchichón, al frente de una casa, en un vecindario muy bueno, a la vista de cualquier persona que pase o de los vecinos. A mí no me preocupa mucho. No conozco el vecindario y hemos comprobado que le sienta bien el estar allí.

Mientras sigue el gran enigma de su reacción en el dormitorio, yo comienzo a establecer mis contactos. Llamo al número que me habían facilitado en la clínica donde me recomendaron a Herman, un joven especialista en Terapia Biodinámica Craneosacral o TBC, conocida en inglés como *Core Synchronism*, para que le dé un tratamiento esa misma tarde. ¡Gracias a Dios que los ofrece a domicilio!

"La Terapia Biodinámica Craneosacral se basa en el principio de la existencia de una serie de movimientos rítmicos que emergen de los tejidos y fluidos del núcleo del cuerpo y se denominan "las mareas". Los diferentes ritmos pueden ser percibidos como un movimiento respiratorio sutil en todas las estructuras que componen el sistema craneosacral (encéfalo, médula espinal, liquido cefalorraquídeo, meninges, huesos craneales, pelvis y sacro), e igualmente se transmiten también a todos los órganos, células y tejidos corporales. La potencia y calidad con que emerge y se transmite este impulso a todo el organismo determina su estado de salud y vitalidad" (*¿Qué es la Terapia Biodinámica Craneosacral?*, Asociación Española de Terapia Biodinámica Craneosacral AETBC).

Herman llega con su propia mesa de tratamiento. Es un chico joven, pelirrojo y muy afable. Es alemán y su inglés tiene un acento tan fuerte como el mío. La sesión no dura más de media hora porque me explica que Patricia está muy débil.

Menos mal que nos ha dado su número telefónico personal para contactarlo en caso de emergencia. Un par de horas más tarde, Patricia desarrollará fiebre alta. Lo llamo y nos asegura que es normal que haya reaccionado así. El cree que tuvo que haberle dado solamente diez minutos de tratamiento. Que está más débil de lo que él había creído y, que nunca antes había tratado a nadie tan enfermo como ella. Quedamos en que por ahora sólo recibirá sesiones de quince minutos.

ANA MARÍA ANDRADE

Visita corta

¡Por fin llegaron Roberto y Juan Manuel! Su venida nos trae una inmensa alegría después de un sin número de meses de separación. Es muy refrescante escucharlos contar todas las aventuras turísticas que tuvieron camino a Santa Fe: conversaciones que no tratan de enfermedades y mucho menos de reacciones alérgicas.

Yo preparo una cena sencilla y trascurrimos la velada los cuatro, poniéndonos al día y disfrutando cada segundo de una ocasión que no había ocurrido en mucho tiempo. Luego, tienen que regresar al hotel donde están hospedados, aunque contentos de podernos volver a ver al día siguiente.

La mañana siguiente, Juan Manuel decide llevar a Roberto a esquiar. La estación de esquí más cercana queda a sólo veinte minutos. Es una oportunidad que no pueden dejar pasar; a ambos les fascina ese deporte. Como Patricia no está con fuerzas para un paseo como ése, nosotras dos decidimos quedarnos en casa.

¡No tengo más comida para Patricia, sólo nueces!, pienso comenzando a desesperarme.

Paso el día en espera del camión del UPS para la entrega del nuevo pedido de carne. Me han enviado el equivocado. Logré convencerlos de que acepten la devolución del encargo sin pagarlo.

Aprovecho para hacer unas llamadas pendientes y al colgar el teléfono, me doy cuenta que el camión del UPS acaba justo de dejarme la nueva orden y se está yendo sin llevarse la otra. Es mi última oportunidad de devolverla a tiempo como habíamos convenido para que no me la cobren.

No me queda otra alternativa. Nunca antes había corrido por toda una urbanización como me tocó hacer. Después de perseguirlo por dos cuadras, lo divisé doblando por una esquina y empecé a gritarle como loca para que se parara. Gracias a mi vozarrón y a mi rapidez, el conductor se percató de mí y regresó.

Por la noche, llegan Roberto y Juan Manuel de su día de esquí con una insolación tal que parecen dos langostas. No se les ocurrió ponerse protector solar. No tuvieron en cuenta que la estación de esquí está a mucha altura, que los rayos solares pegan más directamente y, con el reflejo de la nieve, cualquier insolación es peor que una de playa. No sé cómo podrán dormir esta noche, pero están felices de haber pasado un día divertido. Yo me siento contenta de que Roberto esté disfrutando el viaje a pesar de las circunstancias tan críticas que estamos viviendo.

Nos instalamos luego en el dormitorio de Patricia para darle cierta privacidad a Helen y, entre los cuatro transcurrimos un par de horas charlando de todo un poco. No sé para ellos lo que esas horas signifiquen. Para mí son minutos preciosos porque estoy consciente de que dentro de un par de días se tendrán que regresar a New Jersey y, quién sabe cuándo nos volvamos a ver.

Por lo menos Juan Manuel está más animado al observar que estamos viviendo en una casa normal y no en ese campamento que a él se le hacía tan deprimente.

Al día siguiente decidimos visitar el monumento nacional de *Bandelier,* donde se encuentran unas cuevas muy famosas, típicas de los indígenas autóctonos de New Mexico, en las afueras de Santa Fe. Nos vienen a buscar por la mañana para intentar el paseo con Patricia.

Las cuevas quedan a una hora de la ciudad y el recorrido representa un descubrimiento para los cuatro, desacostumbrados a ese tipo de paisaje.

A pesar de la hermosura de la zona, Patricia empieza a quejarse: no se siente nada bien, el viaje la está afectando... Juan Manuel se halla frustrado de que ella no quiera cooperar por una vez que estamos los cuatro juntos en un lugar tan precioso y cautivador. Regresamos desilusionados de que, a pesar de todos los esfuerzos e intenciones, no haya resultado este paseo en teoría inolvidable.

Al día siguiente los acompaño al aeropuerto. Se les acabó la visita y a mí, se me acabaron los dos días de tranquilidad y felicidad que traté de atrapar, pero que como con un pajarito, se me escaparon demasiado rápidamente.

De regreso a casa, siento que la realidad me golpea fuertemente diciéndome:

Me has podido robar unas 72 horas de felicidad, pero estoy frente a ti. Recuerda que tienes la responsabilidad enorme de encontrar un lugar seguro para tu hija.

Me siento bastante irritada, pero mi instinto maternal me empuja a seguir por este camino.

Puertas se cierran, otras se abren

¡Finalmente descubrí la causa de la reacción de Patricia en el cuarto! Helen es amante de la tecnología y de la música operática. Además de que la casa dispone de alarma contra robos que ella conecta cada noche, en la sala hay un televisor de pantalla gigante con parlantes muy potentes. Lo usa para escuchar a todo volumen, los programas sabatinos de ópera que presentan por televisión.

Patricia no puede soportar toda la carga eléctrica que la rodea en la casa. Ahora sí entiendo el por qué se siente mejor acostada fuera de la casa, entre el piso de la entrada del garaje y la acera. Siendo de ladrillos y cemento, allí está enraizada a la tierra y no recibe tanto el impacto eléctrico del interior. Me da mucha pena verla todo el día tirada afuera, envuelta en su cobija como salchichón abandonado.

Hoy, Helen decidió ver su programa de ópera en la sala, a pesar de que tiene otro televisor de buen tamaño en su dormitorio. Como resultado, Patricia se tuvo que refugiar en el coche porque no soportaba el campo energético que emana toda la casa y no tenía ningún lugar adonde ir. Yo le pedí que hiciera una excepción esa noche por la nevada que estaba cayendo en ese momento y me contestó:

«Lo siento, pero estoy acostumbrada a ver las óperas en pantalla grande y no voy a cambiar mis costumbres ahora».

Las relaciones entre Helen y nosotras se han vuelto tirantes a pesar de que llevamos solamente diez días de convivencia. No quiere molestarse en facilitarle la vida a Patricia. Tampoco está dispuesta a hacernos concesiones de ningún tipo.

Sentí que tenía que apurarme con la búsqueda de otro lugar porque la mujer está harta de nosotras. Un día me dijo:

«Nunca pensé que su hija estuviese tan enferma. Si lo hubiese sabido, no les habría alquilado los cuartos».

*****

Hoy me organizo para conseguir casa con urgencia. Menos mal que ya tengo coche y todas las mañanas temprano, comienza mi peregrinación en búsqueda de un lugar para alquilar. Salgo con mi lista de tres o más casas para visitar, pero siempre hay un problema: están alfombradas o, localizadas en un barrio muy malo o, tienen cocina a gas o, las acaban de pintar o, están en un jardín al que le han echado fertilizantes químicos o, muy cerca de una avenida principal.

¡Qué fiasco! Han pasado un par de semanas y no encuentro nada. ¡No es posible que no haya un rincón de un metro cuadrado para que se sienta bien, sin reaccionar!, reflexiono sentada una tarde al lado de Patricia mientras ella duerme cerca de la acera. Se ha convertido en su

JUNTAS CONTRA EL VIENTO

único sitio de estar. Menos mal que por la calle pasan solamente los residentes y no hay casi tráfico.

La vecina del frente, Gillian, una mujer bastante joven y que siempre nos saluda amigablemente, se nos acercó hoy y se presentó diciendo:

«Las he estado observando porque me parece curioso que la joven pase el día tirada en las afueras de la casa envuelta en una cobija».

Eso me dio pie para relatarle en breve nuestra historia y lo frustrada que me siento de no poder encontrar un lugar seguro para Patricia.

Gillian, procede a contarme que son feligreses de una parroquia católica excelente llamada *Santa María de la Paz,* en la que, hasta sus hijos, adolescentes todos, van a misa los domingos y participan con gusto en todas las funciones organizadas por el párroco y Sor Carmela, la monja encargada de las actividades sociales de los jóvenes.

Gillian me recomienda ponerme en contacto con Sor Carmela para que me facilite la comunicación con alguna familia de la parroquia y así, conseguir vivienda más fácilmente.

Mientras estamos en plena conversación, llegan el esposo y sus tres hijos; se nos acercan y ella nos los presenta. Sin embargo, me dan la mala noticia de que se van a mudar muy pronto. Han transferido al esposo a Philadelphia.

¡Qué lástima, justo ahora que acabo de conocer a una familia agradable y sencilla y se tienen que mudar!, discurro con tristeza.

La mañana siguiente, Gillian se nos acerca de nuevo, con más información:

«Hablé con la administradora del Instituto Universitario *Santa Fe Community College* para que le faciliten el GED, *General Education Diploma* a Patricia. —Luego, prosigue—: Es el diploma equivalente al bachillerato para las personas que no hayan podido asistir a un liceo. Si su hija necesita tomarlo sola en un salón de clase, se lo pueden ofrecer también. Este es el nombre del coordinador del programa para que lo contacten».

«Se lo agradezco en el alma, —le contesto abrumada por tanta generosidad—. Me llega en lo más profundo el que se haya molestado para traerme esta información sin habérselo siquiera pedido. Cuando encuentre algo donde vivir, lo haré sin esperar».

Sería lo ideal para Patricia, quien tuvo que suspender sus estudios el último año y los había relegado a segundo plano con la preocupación de su salud.

Cuando llegue el momento, haremos algo al respecto, recapacito.

- 150 -

ANA MARÍA ANDRADE

*****

Esa misma tarde, llamo al número de teléfono que me proporcionaron de Sarah, la presidenta de la asociación de enfermos de Sensibilidad Química Múltiple del área de Santa Fe y Albuquerque.

Ella me cuenta que por ahora no nos puede ayudar; no sabe de ninguna habitación o vivienda para nosotras. Luego, agrega:

«Justo mañana tenemos nuestra reunión mensual. Paso a buscarla mañana por la tarde hacia las 4:00 para que conozca a los demás integrantes de la asociación».

Curiosa por saber más sobre la subsistencia de esta gente enferma en New Mexico, decido acompañar sola a Sarah. Es más práctico y fácil sin Patricia.

Una luz de esperanza se prende. *Vamos a ver cómo me podrán ayudar a encontrar un espacio donde vivir,* me digo para mis adentros.

Sarah se presenta puntualmente como acordamos a buscarme en su auto. Después de 20 minutos de camino, llegamos al lugar de la reunión: es un conjunto residencial que a primera vista se parece a los demás por su arquitectura. Sin embargo, a medida que nos adentramos, descubro que es totalmente extraño a lo que conozco. En éste, las casas están conectadas las unas a las otras por escalones por lo montañoso del terreno. Tienen jardines comunes, en los que cada residente debe dedicarle un fin de semana al mes a su cuidado. Mientras atravieso los caminitos de piedras, observo a varias personas limpiando las huertas, desyerbando y plantando vegetales.

Me hacen entrar en el salón de recepciones de la comunidad y observo que en una esquina tienen una mesa larga llena de comida que cada miembro de la asociación ha llevado. Un sinfín de ensaladas vegetarianas, con productos orgánicos poco usuales; muchos, jamás antes vistos pero que reconozco por haber leído sobre ellos en los libros que he estado investigando este último año.

Me presentan a los demás miembros que han ido llegando poco a poco, alrededor de quince personas de diferentes edades y comienza la reunión. Los integrantes son como Patricia, personas sensibles al medio ambiente. El tema de discusión es la tela de una tienda de acampar que uno de ellos ha descubierto por su durabilidad, ausencia de tintes y de químicos. Muchos de ellos, viven en sus autos porque no soportan vivir en una casa normal.

Yo les cuento que también estoy buscando un lugar para Patricia y sus comentarios son:

JUNTAS CONTRA EL VIENTO

«Puede buscar un garaje en la casa de alguien que la deje estacionar para que su hija pueda vivir en el coche sin necesidad de entrar en ninguna vivienda como yo, que llevo años viviendo en el mío».

Otros me dicen:

«Yo vivo en una carpa, pero como ya está muy vieja, necesito encontrar otra resistente, pero a la que no le reaccione. Por eso estoy muy interesada en éstas que están mostrando hoy».

Yo asiento con la cabeza a todo lo que me sugieren. Dentro de mí, estoy horrorizada y desesperanzada, mientras reflexiono:

No vine a New Mexico para terminar viviendo en una carpa o en el coche, sino a mejorar la salud de mi hija y, a tratar de que se reintegre a la sociedad y viva en un hogar normal como antes. Pero si esta gente lleva años en estas circunstancias y algunos más de diez años, qué puedo esperar yo que no llevo siquiera un mes aquí. Esto está peor de lo que pensé.

Regreso a casa sumamente afligida, aunque me toca ocultarle a Patricia mi falta de ánimo.

*****

La mañana siguiente, empujada por la sensación de estancamiento en el que estamos y, siguiendo los consejos de la vecina, decido llamar a las oficinas de la parroquia de la iglesia Santa María de la Paz. Pido cita con Sor Carmela, que obtengo para esa misma tarde.

Llega la hora de la cita y me dirijo a la iglesia: enorme, moderna y de arquitectura sencilla pero elegante. Me indican la oficina de la monja y al entrar a ella, me sorprende ver a una mujer joven, sin hábito de monja, delgada, de estatura alta, cabellos castaños, sonriente y muy afable, esperándome. Después de una breve presentación, Sor Carmela me pide nuestros datos para publicarlos en el periódico de la parroquia.

«En realidad necesita venir a relajarse una tarde cuando quiera, en la piscina del conjunto donde vivimos. También necesita regresar a su casa, prepararse algo de comer y acompañarlo con una buena copa de vino», afirma con voz amigable.

Sin poder contenerme, me suelto a llorar y le contesto entre lágrimas:

«No necesito ni vino ni piscina. Lo que me hace falta es un lugar seguro, por muy diminuto que sea para mi hija».

Mi conversación con Sor Carmela ha sido agradable y esperanzadora. Sin embargo, tengo la corazonada de que no resultará; aquí tampoco me podrán ayudar.

Mañana necesito seguir en la búsqueda de una casa con mayor intensidad, pienso, mientras manejo de regreso a casa, tratando de sacudir un poco el cansancio que me impide reflexionar sobre los pasos a tomar.

ANA MARÍA ANDRADE

El descubrimiento de "El Dorado"

Al día siguiente, dejo a Patricia descansando en la entrada de la casa como de costumbre para visitar una casa en alquiler que salió al mercado en el periódico de hoy. Tanto la agencia inmobiliaria como la casa se encuentran a más de media hora en las afueras de Santa Fe. La curiosidad y la urgencia por salir de la situación tan difícil que estamos viviendo en estos momentos me empujan a aventurarme.

Salgo de la ciudad para luego tomar una autopista hacia el sur y ruedo durante media hora.

¿Estaré yendo al lugar correcto? ¡Qué paisaje más desolador, no hay siquiera rastro de civilización en todos estos alrededores!, pienso mientras manejo.

De repente, en la mitad de la nada, aparece un letrero indicando "El Dorado", el conjunto residencial donde supuestamente está ubicada la agencia inmobiliaria que alquila la casa en cuestión. La entrada me lleva al centro de la urbanización donde, alrededor de una placita, hay una farmacia, un almacén para alquilar videos, la oficina de correos, una papelería, una ferretería, una pizzería y por supuesto, la agencia inmobiliaria.

Todo es muy chiquito, aunque centrado en torno a una plazoleta con una fuente de agua donde se conectan andenes provistos de bancas. Lo más contrastante con el paisaje desértico que lo rodea, es el verdor poco usual de unos arbustos esparcidos estratégicamente cada tantos metros.

Cuando entro a la agencia inmobiliaria, la agente ya está lista esperándome. Me indica que la siga en coche para mostrarme la casa. Después de cinco minutos de andar por calles sin asfaltar, en las que observo viviendas dispersadas a mucha distancia las unas de las otras y, sin límite de propiedad, nos paramos frente a la casa en cuestión.

Ha estado cerrada por cuatro meses antes de ponerla al mercado. Es la típica casita de Santa Fe, está en un terreno totalmente silvestre, no hay grama sino maleza. Es amplia, rodeada de ventanales enormes que dejan entrar toda la luz que un desierto pueda ofrecer, dos dormitorios, sala-comedor espacioso, cocina bastante moderna, porche y un techado que sirve de garaje.

Me llama la atención que, a excepción del cuartito de huéspedes, no haya alfombra. Los pisos son todos de ladrillo, ni siquiera de baldosa. La estufa y la calefacción son eléctricas y, la casa no ha sido pintada en por lo menos dos años. La verdad es que tiene todas las características básicas que necesito. Tengo que preguntarle a Patricia si ella se ve

JUNTAS CONTRA EL VIENTO

viviendo allí. Acordamos con la agente volver a visitarla al día siguiente, pero esta vez con Patricia.

Al regresar, le digo a mi hija: «Creo que conseguí una casa. Tienes que venir conmigo porque no quiero firmar el contrato sin antes saber si puedes resistirla».

Como habíamos convenido, nos encaminamos al día siguiente, ella callada y yo pensativa por el temor a que ésta tampoco resulte. No tengo muchas esperanzas, ya que hemos tenido muy mala suerte durante todo este mes de búsqueda.

Patricia entra, la recorre y yo la sigo en silencio mostrándole todos los cuartos. Salimos al porche a conversar ya que no resiste estar adentro más de los cinco minutos que duró la visita.

Resignada, estoy por decirle que seguiremos buscando porque no me parece que vaya a funcionar, cuando escucho:

«¡Esta es la casa!».

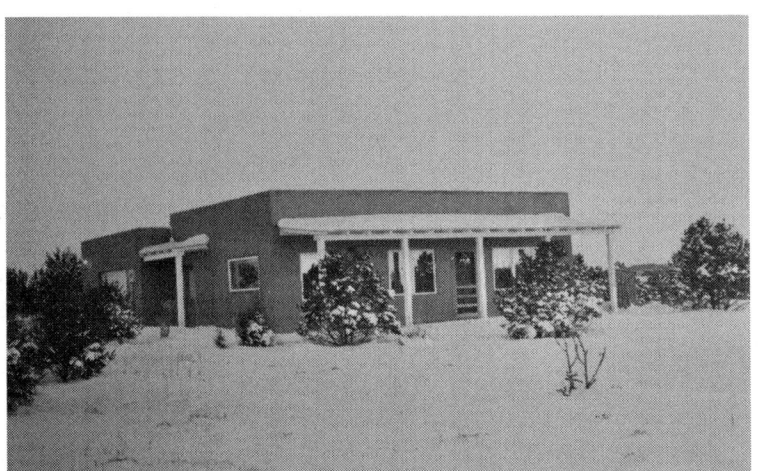

La casita en "el Dorado"

No puedo creer lo que estoy oyendo. Los ojos se me abren desmesuradamente por el asombro y la incredulidad.

«¿Estás realmente segura? Una vez que firmemos el contrato no podremos echarnos para atrás. Tendremos que quedarnos aquí durante todo un año», le repito cinco veces.

«Siento que en este lugar me voy a sentir mejor», me contesta ella cada vez que le pregunto.

Esa noche lo converso con Juan Manuel, quien una vez más, nos ofrece su apoyo ilimitado animándonos a tomarla, aunque el alquiler es alto y nos comprometemos a vivir allí un año entero.

Al día siguiente y después de firmar el contrato, obtengo las llaves. Sin embargo, no nos podemos mudar enseguida. Tengo que airearla y lavarla completamente. Está llena de polvo por los meses que lleva de encierro.

Lavar las paredes va a ser bastante difícil porque son muy altas. Además, debo cubrir los estantes de todos los gabinetes de la cocina por la reacción que la madera le produce.

«No me importa que la casa no esté lista. Te acompaño durante el día y mientras tú limpias por dentro, yo te espero afuera. Me recuesto en el porche donde me siento mucho mejor que estando en esta casa que emana tanta electricidad».

Termino mandando a pedir con urgencia los productos de limpieza que usan en la clínica del Dr. Rea. Me tranquiliza que lleguen al día siguiente. Sin embargo, cuando me pongo a observar la altura de las paredes y del cielo raso, me doy cuenta que tengo otro problema por resolver... *¿Cómo voy a alcanzar a lavar allá arriba?*, pienso.

Comienza entonces mi peregrinación por todas las ferreterías inimaginables en busca de utensilios apropiados para alcanzar a lavar las partes más altas de su interior.

Estoy físicamente agotada por todos los viajes que he tenido que dar a Santa Fe. Paso horas en los almacenes leyendo las etiquetas de la mercancía que ofrecen para asegurarme de que compro lo adecuado.

A menudo, regreso a la casa con compras equivocadas que termino devolviendo o cambiando. Las dudas y errores me desesperan a tal punto que hoy, estando frente a uno de los estantes del almacén, rompo a llorar por la frustración y el estrés. Menos mal que no hay nadie cerca de mí.

Patricia se pasa el día en el porche mientras yo procedo a limpiar lo que pueda con lo que tengo. Ha habido un problema con los productos de limpieza que pedí de la clínica del Dr. Rea y llegarán con un día de retraso.

Comienzo con el dormitorio que ella va a ocupar, para que tenga, aunque sea, un cuarto listo donde poder acostarse, a pesar de que el resto de la casa no está disponible para ella.

El día transcurre volando sin poder terminar siquiera su dormitorio para que pase la noche.

«No me importa dormir en el coche, pero no resisto quedarme un día más donde Helen, que parece tener un sólo propósito: hacerme la vida imposible con el uso de todos sus aparatos electrónicos. Me envuelvo en todas las cobijas que tengo y estaré bien», me dice con seguridad.

JUNTAS CONTRA EL VIENTO

Me parece una idea descabellada que duerma afuera en un lugar tan solitario y donde la oscuridad total que nos rodea, es interrumpida únicamente por las estrellas que se ven brillar intensamente en un cielo totalmente libre de contaminación ambiental.

Tampoco hay alumbrado eléctrico por la calle, excepto la poca luz de las casas vecinas que quedan a mucha distancia de la nuestra.

Esa noche, mientras la envuelvo en las únicas tres cobijas que puede aguantar, le hago todas las recomendaciones del caso y le pido que no abra el auto por ninguna razón a quienquiera que sea.

Yo entro a la casa pensando por primera vez en encontrar un lugar donde poder dormir. Afortunadamente, el segundo baño de la casa está conectado al baño principal por un pasillo muy largo con bañera. Frente a la bañera hay una banca incrustada a la pared debajo de una ventana con un cojín de espuma. La banca es lo suficientemente larga como para que yo quepa acostada, aunque un poco acurrucada, como en una cama.

Esa es mi solución para la noche. Además, la ventana da con la pared exterior donde está estacionado el auto con Patricia. Por lo menos siento que estoy cerca de mi hija, aunque ella esté afuera de la casa y yo, adentro.

¡Esto es el colmo, tenemos una casa completa y grande y, ni siquiera puede usarla! Con esos pensamientos, me duermo enseguida rendida de cansancio.

Me despierto temprano por la mañana y salgo rápidamente para ver cómo ha pasado la noche. Me encuentro con que ha nevado un poco y me dice:

«¡Pasé la noche con un frío horrible!».

«Pero estás bien», le contesto.

Me dedico a lavar todas las paredes y las vigas de la casa apenas me llegan los productos que ordené y, acabo con el cuello destrozado.

Por lo menos concluí su dormitorio y ya tiene techo donde abrigarse. La sala, el comedor y la cocina me toman un par de días más porque son muy grandes.

Me concentro en todos los demás cuartos y cuando termino, me siento mucho más tranquila: sólo me queda la cocina; las paredes no son tan altas y lo más trabajoso es sellar los gabinetes.

Cada noche, me toca desconectar la nevera porque Patricia le reacciona al alto voltaje que emana, a pesar de que su dormitorio queda al lado opuesto de la casa. Incluso, para poder ver televisión pongo nuestro pequeño televisor con pantalla de 30 centímetros en la sala y ella, desde la puerta de su dormitorio, a unos 15 metros de distancia lo puede ver sin reaccionarle.

- 156 -

Terminados de sellar todos los gabinetes de la cocina, prosigo a conseguir una mesa: no tenemos nada donde apoyarnos ni sentarnos. Compro un juego para patio con cuatro sillas de hierro forjado, material al que Patricia no le reacciona. A pesar de ser grande, se ve infinitamente pequeño y perdido en esa sala-comedor inmensa y vacía. Lo miro muy satisfecha de que por primera vez tengamos una mesa con sillas a la que Patricia se pueda sentar sin problemas.

Patricia duerme en un catre viejísimo que Juan Manuel se había traído de Colombia. El catre tendrá por lo menos 15 años y él lo había usado mucho para acampar cuando vivía allá. Como la lona está tan usada, no le produce reacción. Menos mal que ella está pesando poco, porque el catre es muy incómodo para dormir más de un par de noches.

Tengo que conseguirle un colchón orgánico. No creo que pueda resistir dormir tanto tiempo en ese catre, me digo mientras comienzo la búsqueda de uno.

Como todos los colchones comerciales, por ley, tienen que estar cubiertos de un producto contra incendios hecho a base de petróleo, lo que necesita es un colchón orgánico y…, ¡ésa sí que va a ser una búsqueda complicada! La única forma de obtenerlo es con receta médica y Patricia no tiene todavía ningún médico en Santa Fe que entienda su situación como para darme la receta médica que necesito.

Si se la pido a cualquier doctor para comprarlo, me va a mandar a freír monos. ¡Qué rollo!, me digo.

Entre reflexión y reflexión sobre cómo resolver este problema, recuerdo de repente que Sarah me dio el número de teléfono de una doctora en Santa Fe que se ocupa de muchos pacientes con sensibilidad química.

Dos días más tarde, consigo una cita para una primera consulta con esa doctora. El día de la cita, mientras me dirijo a su oficina, me doy cuenta de que tiene el consultorio en su propia casa y, da la casualidad de que vive también en el mismo conjunto residencial comunitario que visité hace poco para la reunión de la asociación de enfermos de SQM.

Mis aprensiones desaparecen durante la consulta: la doctora habla 'nuestro mismo lenguaje' y, entiende las razones por las que Patricia necesita dormir en colchón orgánico. Además, mi hija tiene un médico oficial que la respalde para cualquier emergencia y que entiende su situación. Es un alivio para mí porque aparte del Dr. Rea, ningún otro médico parece entender cuando le menciono la sensibilidad a los químicos que ella siente. Salgo muy satisfecha de la consulta porque me dio, además, la receta médica para la compra del colchón orgánico.

JUNTAS CONTRA EL VIENTO

Nueva vida en "El Dorado"

Después de muchos esfuerzos, comienzo a organizar nuestra nueva vida. La casa la he vuelto vivible para Patricia con la excepción de la desconectada de la nevera cada noche y del televisor colocado en el comedor para que ella lo pueda ver desde su cuarto.

En general, la vivienda es sencilla y muy agradable, pero para nosotras es como vivir en una mansión después de haber acampado durante un año.

Su cuarto es grande, con un ventanal enorme y, puerta de vidrio que ocupa casi toda una pared y da salida al patio. Como no hay portones ni cercas, se puede observar todo el paisaje desértico que se extiende en el horizonte.

Ya con un ritmo de vida más estable para las dos, he estado pensando en la posibilidad de que el Seguro Social nos ayude con algún subsidio por discapacidad. Según me informaron en la asociación, la mayoría de sus miembros se mantiene gracias a éste.

Para nosotros se está volviendo más pesado económicamente vivir en esta situación: el único salario que nos entra es el de Juan Manuel por mi renuncia al empleo en el colegio. Con él, está manteniendo las dos viviendas de la familia: la de Santa Fe y la de New Jersey.

Sarah me dio el número de teléfono de una joven que me podría informar sobre cómo solicitar un subsidio del Seguro Social. Parece que ella lo ha obtenido y es un poco mayor que Patricia.

Al llamarla, la joven comienza a contarme sobre su vida y conversando de todo un poco, su historia se me hace muy conocida por parecerse a tantas otras que he escuchado y las experiencias similares que llevamos viviendo desde hace dos años. Aunque ella no es tan alérgica como Patricia, es también muy sensible a los químicos.

«He mejorado mucho desde que estoy siguiendo un tratamiento de acupuntura especializado en alergias. Puedo comer varios alimentos que antes no podía y, logro entrar en muchos lugares públicos a los que antes tampoco podía ni acercarme. El tratamiento se llama NAET *(Nambudripad's Allergy Elimination Techniques)*, Técnicas de Eliminación de Alergias de Nambudripad y, hay justamente una acupunturista en Santa Fe y otra en Albuquerque que lo practican. Si quiere le doy el número de teléfono de la de Santa Fe», me explica la chica.

Yo le tomo los datos educadamente y sin muchas intenciones de llamar a la susodicha acupunturista, ya que no creo mucho en milagros después de haber probado tantos tratamientos sin resultado alguno.

Luego, la chica prosigue:

- 158 -

«También estuve mucho tiempo aislada como su hija y necesité ayuda psicológica para poder reintegrarme a la sociedad y le puedo recomendar a la persona que me está tratando con una técnica psicológica terapéutica llamada EMDR (*Eye Movement Desensitization and Reprocessing*), Desensibilización y Reprocesamiento por los Movimientos Oculares».

También anoto la información que me dio sin tener muchas esperanzas y sin saber que más adelante, serían nuestra salvación.

Esa noche, en mi conversación telefónica acostumbrada con Juan Manuel le cuento sobre lo que acabo de enterarme. A pesar de encontrarse tan lejos de nosotras, él se mantiene investigando más sobre posibles tratamientos alternativos que encuentra en la internet y me contesta:

«Justamente, yo he leído varios artículos sobre el NAET y parece que ha dado muchos resultados positivos».

«¡Quién sabe qué tan bueno sea para alguien en el estado tan extremo como el de Patricia! Creo que voy a llamar a la acupunturista que me recomendaron. No tengo nada que perder después de todo lo que he intentado», replico sin mucho entusiasmo.

Al día siguiente llamo a la oficina para obtener mi primera cita, sin saber absolutamente nada sobre este tratamiento, ni sobre la doctora.

Después de tan malas experiencias como las que he pasado estos dos últimos años con Patricia al entrar a un consultorio para pacientes con sensibilidad química, me he vuelto paranoica. Así que bombardeé a la secretaria con cien mil preguntas ya que estoy acostumbrada a que, en ningún consultorio, exceptuando el de la clínica del Dr. Rea, tengan lo básico para que Patricia resista más de cinco minutos sin reaccionar.

«¿Se le permite usar perfume a la gente en su oficina? ¿Cómo es el ambiente? ¿Hay purificador de aire en las salas de tratamiento? Mi hija no resiste entrar en edificios normales; ¿está alfombrado el consultorio?».

Parece que la secretaria está acostumbrada a atender a histéricos como yo porque me contesta cada pregunta con mucha calma y asegurándome de que el lugar "no representa ningún peligro para la chica".

Primeras experiencias con el NAET

Hoy es la cita con la especialista de NAET y el consultorio queda cerca del centro de Santa Fe. Cargada del oxígeno portátil para emergencias, entro con mucha aprensión, seguida de Patricia. El vestíbulo es bastante chiquito y justo en una esquina, observo un purificador ambiental, además de que corroboro la falta de alfombras. Tampoco hay olores fuertes de ningún tipo de químico.

La secretaria nos recibe muy amablemente y nos sentamos a esperar. A los cinco minutos aparece la famosa doctora Cruz. Así como lo sospechaba, la Dra. Cruz tiene aspecto y nombre hispano. En New Mexico sin embrago, uno no sabe si en realidad las personas hablan español. La mayoría tiene nombres y apellidos hispanos, aunque no lo hablan. La doctora es centroamericana y enseguida me siento a gusto al poder comunicarme con ella en español.

Nos hace entrar a la sala de consulta y me invita a que me quede solamente para la explicación. Me tengo que salir apenas comience porque según ella, «mi energía podría interferir con la de Patricia y anular así el tratamiento».

Brevemente nos explica un poco en qué se basa para seguirlo al pie de la letra, además de que va a ser bastante largo. Tratan las alergias una por una y, como Patricia es alérgica a casi todo, nos va a tomar mucho tiempo cubrir toda la gama de alérgenos.

También nos aclara: «Voy a comenzar poco a poco porque está muy débil. Esta primera sesión voy a tratarla para huevos y pollo. Dentro de 24 horas sabremos si podrá comerlos».

Yo regreso a la sala de espera. Mientras, me acerco a obtener más información sobre el proceso y, termino comprando el libro que explica las técnicas usadas. Tienen también un cuaderno de trabajo, donde hay que anotar en detalle los resultados de cada tratamiento, así como lo que se puede o no, comer o tocar durante las primeras 24 horas.

De nuevo, me enfrento al mundo desconocido del campo energético y, sobre todo, de la manipulación de la energía de Patricia y de su alrededor, incluyendo la mía. Como es un tema tan intangible y etéreo, se me hace siempre difícil de entender, internalizar y, sobre todo, creer en él.

Henos aquí, listas a embarcarnos en una nueva aventura. Espero que no salgamos decepcionadas como ha ocurrido con los otros tratamientos, pienso mientras ojeo el libro.

«Patricia no puede entrar en contacto con alimentos que tengan pollo ni huevos durante 24 horas. Es el tiempo que la energía toma en pasar por todos los meridianos del cuerpo hasta llegar al cerebro y mandarle el nuevo mensaje de que dichos alimentos no son nocivos. Si llegara a entrar en contacto con las sustancias tratadas antes de las 24 horas, anularía el tratamiento», procede la doctora a explicarme lo más sencillamente para que entienda.

De todas las promesas hechas por todo tipo de expertos en medicina estos dos últimos años, ésta es la más inverosímil y la que menos comprendo. Sin embargo, como estoy desesperada por que Patricia mejore y pueda comer algo más que carne de caza, estoy dispuesta a seguir religiosamente todas las sugerencias.

La doctora prosigue:

«No tenemos la plena seguridad de que cada tratamiento resulte la primera vez. Tráigala dentro de dos días para verificar que haya pasado la prueba. Si no la supera, hay que repetir el tratamiento. Si tiene éxito, podrá comenzar a comer pollo y huevos enseguida».

«Así haremos, doctora. De todas maneras, Patricia lleva más de un año sin comer pollo ni huevos, por eso no hay problema», le contesto yo enseguida.

A lo cual ella agrega:

«Como estamos hablando de energía, no se trata solamente de que se los coma, sino también de que se encuentre físicamente cerca de las sustancias tratadas. La energía es muy variable y, cualquier otra energía puede modificarla o anularla durante su camino por los meridianos. Esa es la parte más delicada y difícil del tratamiento. —Luego prosigue—: También le tengo buenas noticias. Los seguros médicos aprueban los tratamientos de acupuntura solamente en 5 estados en los Estados Unidos. Tenemos la gran suerte de que New Mexico es uno de los de la lista. Así que su seguro médico los va a cubrir».

¡En la que nos metimos! ¿Será ésta otra perdedera de tiempo?, razono manejando de regreso a casa. Al mismo tiempo, una muy pequeña luz de esperanza se abre de nuevo frente a mí.

No vayas a creer tan rápidamente en éste como hiciste con los otros tratamientos que probaste y que te fallaron uno por uno después de prometerte la curación de tu hija. Éste, sobre todo, parece todavía más difícil de creer. ¿Cómo es posible que, en 24 horas, con sólo aplicarle presión alrededor de la columna vertebral, elimines la reacción alérgica a un alimento al que llevas tanto tiempo sin poder comer?, me contesta enseguida mi vocecita pesimista.

Lo comprobaremos pasado mañana, le replico enseguida a la vocecita para callarla y que deje de atormentarme.

*****

Han pasado 24 horas y el día tan ansiado para comprobar la veracidad del tratamiento ha llegado.

JUNTAS CONTRA EL VIENTO

«Ya puede ir al supermercado a comprarle un pedazo de pollo y un huevo a Patricia. Acaba de pasar la prueba. No es alérgica a ninguno de los dos», me dice la Dra. Cruz sonriendo mientras las dos salen de la sala de tratamiento. —Luego agrega—: Eso sí; no se le vaya ahora la mano y le hace comer tres presas de pollo a la vez porque se va a indigestar. Por otro lado, no es conveniente hacer más de un tratamiento semanal porque es mucho para el cuerpo. La semana próxima haremos el segundo tratamiento».

«¡Increíble!», le contesto entusiasmada, aunque escéptica por dentro.

Regresamos a casa parando antes a comprar la presa de pollo. Estamos muy curiosas, nerviosas e incrédulas de que vaya a resultar. Pongo a hervir un muslo de pollo, lo coloco en un plato y nos sentamos las dos una frente a la otra. Yo la observo llevarse el primer bocado, lo mastica, lo traga, esperamos unos segundos... no pasa nada... se lleva a la boca un segundo bocado...; nada pasa... termina de comerse todo el muslo... esperamos un poco más... cinco minutos más... diez... media hora... ¡y nada ocurre!

«¡Qué bien, no reaccionaste!, —le sugiero todavía incrédula—. Esperemos un rato más para asegurarnos de que no haya una reacción retrasada».

Esperamos dos horas y ella sigue bien. Entonces, comienzo a saltar y a bailar por toda la sala de la alegría.

«No lo puedo creer. Llevas dos años sin comer pollo y de repente... ¡no reaccionas a él! Hay que llamar a tu padre y contarle», le digo mientras me abalanzo hacia el teléfono para comunicarle la novedad a Juan Manuel.

Esa noche, reflexionando sobre lo ocurrido durante el día me digo:

Hay que ver que todo es relativo en la vida. ¡Quién lo habría imaginado que algo tan sencillo como comerse una presa de pollo pudiera representar tanta alegría, cuando ha sido siempre algo tan banal para nosotros, así como el beber agua!

*****

Ha pasado una semana y hoy es el tratamiento del complejo vitamínico B. Es más complicado porque durante las 24 horas de aislamiento, Patricia no puede ingerir ningún alimento que contenga vitamina B. Lo único que va a poder comer es lechuga todo el día.

«¡Qué interesante!, —le comento mientras procedo a cortarle unos trozos—. Nunca pensé que la lechuga careciera de todas las vitaminas y minerales esenciales».

- 162 -

El día después del tratamiento, me dirá Patricia al llegar al consultorio para comprobar si la prueba tuvo éxito:

«Han sido las 24 horas más difíciles. No puedo ver una lechuga más. Espero pasar este tratamiento de primeras. No me veo comiéndola de nuevo en mucho tiempo».

Salen las dos contentas de la sala de tratamiento una vez más y me comunica con una sonrisa la Dra. Cruz:

«También pasó esta prueba».

Ya estamos más animadas porque, aunque el camino es largo, está dando resultados.

Cada semana vamos tratando uno a uno todos los elementos vitamínicos: la siguiente semana la vitamina C, la semana después la vitamina D, la otra semana la vitamina E, etc. Después de las vitaminas llegamos al tratamiento de las frutas, empezando por las manzanas. Nuestra esperanza para que ingiera más calorías y recupere todo el peso perdido.

Hasta ahora no ha tenido que repetir ningún tratamiento: los ha pasado todos de primeras. Nos consideramos con mucha suerte. Durante esas 24 horas de aislamiento, le ha tocado muchas veces regresar a la lechuga. La mayoría de los alimentos contienen vitaminas, aunque sean en pequeñas cantidades y no los ha podido ingerir.

Retornamos felices con un par de manzanas para celebrar. Así como con los otros alimentos, tenemos nuestra fiesta. Sentadas una frente a la otra, esta vez con una manzana en un plato en el centro de la mesa. Se come la mitad de la manzana y como no hay reacción, yo brinco de la alegría por toda la sala como de costumbre.

Suena el teléfono y es el profesor de arte de nuestro antiguo colegio desde New Jersey que llama para saber de nosotras.

«¡Hoy estamos celebrando! —Le grito embriagada de una felicidad incontenible—. ¡Acaba de comerse una manzana!».

El pobre se queda cortado al escuchar mi histérica voz y luego prosigue muy educadamente como acostumbra:

«¡Cómo me alegra tener buenas noticias de ustedes! Por aquí, todos las pensamos mucho y las recordamos con mucho cariño».

Por la noche ya antes de acostarme, reflexiono sobre lo ocurrido con el profesor y pienso:

Espero no haberlo espantado. La verdad es que por mi reacción debe haber pensado que me he vuelto loca. No creo que la gente que no haya pasado por esto, entienda lo que significa para nosotras el comer una simple manzana sin enfermarse.

El GED

Mientras tanto, seguimos disciplinadamente los tratamientos semanales y poco a poco, Patricia va recuperando peso con los alimentos que le está agregando a la dieta. Algunas tardes para distraerme, me voy a pasear a un centro comercial muy pequeño pero pintoresco que no se encuentra tan lejos. Me gusta mucho por su arquitectura; no es la típica de los centros comerciales de este país. Consiste en una plaza enorme al aire libre, rodeada de almacenes estilo casitas, donde hay un poco de todo: boutiques, una papelería, zapaterías, tiendas de regalos, un cafetín, etc.

Hasta ahora me ha tocado ir sola porque Patricia todavía no puede entrar a ningún almacén. No ha llegado a hacerse tratamientos para químicos, perfumes, ni formaldehído.

Hoy la convencí de que se uniese al paseo:

«Llevamos tu almuerzo, nos sentamos en una de las bancas de la plaza, comes y paseamos por fuera. No necesitas entrar a ningún almacén ni acercarte a nadie. Tienes que esforzarte un poco ya que al único lugar donde vas es al consultorio de la Dra. Cruz».

Me acompaña ese día a regañadientes. Yo voy más nerviosa porque tengo que prever todo. Logramos almorzar en la plaza y después, mientras caminamos de un lado a otro, pasamos frente a las tiendas que mantienen sus puertas abiertas y claro está, al pasar frente a la zapatería, así como a otras, los olores que emanan de su interior son muy fuertes para que ella resista. Terminamos zigzagueando nuestro camino de salida para esquivar la mayoría de éstas.

Las dos vamos en silencio de regreso a casa. Ella está de mal humor y yo me siento bastante desilusionada. Ya no me queda energía para animarla y no sé qué más hacer. ¡Nada le interesa! De repente me dice:

«Ya estoy harta de no poder entrar en ningún lugar. Llevo más de dos años aislada del mundo, de la sociedad y de la gente. Tengo que hacer más esfuerzo para acercarme a las personas en general sin tener miedo a desmayarme».

Es la primera vez que la oigo regañarse. Yo no contesto nada y terminamos el regreso en el más absoluto silencio.

Esa noche lo converso con Juan Manuel y le expreso:

«Este aislamiento le ha creado una fobia enorme a lugares públicos y a otras personas. Es para enloquecer hasta al individuo más cuerdo».

Juan Manuel está de acuerdo conmigo en que necesita ayuda psicológica.

Le mando un mensaje a Maryanne contándole sobre esta preocupación. Ella menciona:

«Conozco a un psicólogo aquí en Brisbane, Australia que ha escrito un libro sobre varios pacientes a los que ha ayudado a sobrepasar la fobia a la sociedad por haber vivido mucho tiempo aislados. Te mando el libro enseguida y hablaré con él para que se ponga en contacto con ustedes. De pronto podría ayudar a Patricia con consultas telefónicas».

«Me parece buena idea. Aunque no creo que Juan Manuel acepte consultas desde Australia», le contesto.

«No te preocupes, yo hablaré con Juan Manuel», replica ella.

Jamás pensé que lo haría tan rápidamente. En lugar de enviarme el libro a Santa Fe, se lo mandó a Juan Manuel y al éste recibirlo, ella misma lo llamó. El poder de Maryanne es incalculable, ¡lo convenció! Yo jamás lo habría logrado.

Después de leerlo, Juan Manuel me mandó el libro. Contacté al autor quien muy amablemente, aceptó darnos las consultas telefónicamente desde Australia sin cobrarnos. Nosotros nos encargamos de las llamadas. Sin embargo, yo no estoy totalmente segura de su efectividad.

¡Por teléfono y sin conocerlo personalmente! Si se lo cuento a cualquier otra persona, va a pensar que estoy realmente loca de remate, razono sin hacer comentarios en voz alta.

Como con todo lo antes experimentado, por muy descabellado que me parezca, me lanzo a probar, aunque sin mucho convencimiento.

El psicólogo australiano me dice:

«Ella se predispone a sentirse mal cada vez que usted se lo pregunta. La primera regla de la familia es que nunca le pregunte cómo se siente. La segunda, es que evite todo contacto con otra gente enferma como ella. Concéntrese en crear comunicación con gente normal con quien hable de otra cosa que no sean reacciones o alergias».

Yo replico: «Es la parte más difícil de todo lo que me han pedido. Después de estos dos últimos años pendiente de cómo se siente, va a ser un cambio bastante radical no preguntarle nada al respecto».

Sin embargo, al día siguiente comienzo con mi nueva tarea.

*****

Han pasado dos meses y Patricia ha estado mejorando poco a poco gracias al apoyo emocional del psicólogo con nuestras llamadas telefónicas semanales a Australia, a la TBC de Herman y, a los tratamientos de NAET de la Dra. Cruz. Ha recobrado bastante peso y aunque con limitaciones, resiste más la entrada en algunos lugares.

A la par de la mejoría física, lo más inverosímil es el restablecimiento de su concentración después de estar casi nula por más

JUNTAS CONTRA EL VIENTO

de un año y con ello, resurge asimismo el espíritu luchador que tanto la había caracterizado.

Sin perder tiempo, aprovecho entonces ese mismo día, para ir al Instituto Universitario Santa Fe del que me habló la ex vecina. Necesito informarme en detalle sobre la posibilidad de que tome el examen de GED para la equivalencia de su título de bachiller.

Los Institutos Universitarios se encuentran en muchas ciudades y condados a través de los Estados Unidos. Son centros a nivel universitario de 2 años que ofrecen un título inferior al de una licenciatura. Sin embargo, les permiten transferir sus créditos a los estudiantes que quieran continuar sus estudios en una universidad de 4 años.

El instituto nos queda a cuarenta minutos, justo entrando en la ciudad. Es un establecimiento reciente, amplio y moderno. Como todo lo nuevo en Santa Fe, hay mucho espacio donde construir y todavía le siguen agregando otras secciones al edificio principal.

Me encanta el ambiente. Siento que emana energía positiva. Los pisos de baldosas relucientes no muestran por ningún lado el más mínimo indicio de alfombras, a las que les tengo terror. Hay mucha luz entrando por todos los ventanales grandes de cada sala. ¿O será que mi subconsciente re-descubre ese mundo intelectual que tanto he añorado estos dos últimos años?

Me dirijo al departamento de GED del instituto universitario. Hablo con el coordinador del programa quien se entusiasma mucho al saber que Patricia quiere tomar el examen. Me extraña tanto ese entusiasmo ya que me dice:

«Entiendo la sensibilidad que tiene su hija al perfume de las demás personas y a los químicos ambientales. Podemos reservar un salón de clase únicamente para ella el día del examen. Así se podrá concentrar sin ninguna distracción».

Me siento abrumada con tanta espontánea amabilidad. No estoy acostumbrada a presenciar a alguien dispuesto a ayudarnos de primeras, sin tener que pelearle, rogarle o exigir ayuda por muy sencilla o mínima que ésta sea. En muchas ocasiones he intuido lástima, además de incomodidad por ayudarnos en las miradas ajenas. ¡Como si fuéramos un estorbo para la sociedad!

Tengo confianza en que a Patricia le irá bien porque ha recibido una educación sólida en su colegio de New Jersey a pesar de no haberse podido graduar allá.

Todos estos meses, los tratamientos, las consultas y el repaso para el examen nos han mantenido bastante ocupadas.

Por lo menos está muy animada y concentrada estudiando para el examen. Así piensa menos en sus síntomas, reflexiono a diario, muy agradecida de sentir que estoy rescatando a la verdadera Patricia.

Llega el día del famoso examen y mi hija, que ya se había familiarizado con el instituto después de haberlo visitado varias veces, se siente cómoda y segura de tomarlo.

«Creo que me fue bien. Las preguntas no eran tan difíciles. Eran más complicados los exámenes en el colegio de New Jersey», me dice de regreso a casa.

Así fue como Patricia obtuvo su título de bachiller. Lo más increíble de todo es que se graduó al mismo tiempo que las compañeras de grado de su colegio en New Jersey, sin perder ningún año.

«Como vamos a estar un tiempo más aquí en Santa Fe y te sientes más fuerte, podrías aprovechar y adelantar tus estudios cursando algunas materias universitarias de base que te puedan servir para proseguir eventualmente, en cualquier otra universidad», le propongo al observar su entusiasmo por regresar a sus estudios.

Hasta ahora he tenido una suerte enorme con Patricia porque todos los experimentos que le propongo, por muy disparatados que sean, ella los acepta y esta vez también, aceptó mi sugerencia.

JUNTAS CONTRA EL VIENTO

El Instituto Universitario Santa Fe

Patricia se inscribió hoy en el Instituto Universitario Santa Fe para cursar dos materias de verano. Nuestros días están bastante ocupados entre las idas al instituto, las sesiones de TBC con Herman, los tratamientos de NAET con la Dra. Cruz y, las consultas telefónicas con el psicólogo en Australia.

Herman, ha estado tratándola en casa para evitar que ella tenga que ir hasta su consultorio. Yo le estoy súper agradecida; ¡un viaje menos a Santa Fe! Cualquier trayecto a su oficina nos lleva como mínimo 45 minutos de carretera. ¡No quiero pasarme todo el día manejando!

A Patricia le va bien en las clases. Ha formado un grupo de estudio bastante heterogéneo. Entre ellos, Layla, una señora indígena estadounidense que vive en una reserva india en las afueras de Santa Fe y Danica, una chica croata que acaba de llegar al país. Cuando ella tiene clases, yo me quedo por allá, a veces leyendo en la biblioteca del instituto, a veces dando clases privadas de español a dos jóvenes estudiantes que conseguí a través de unos anuncios en la institución.

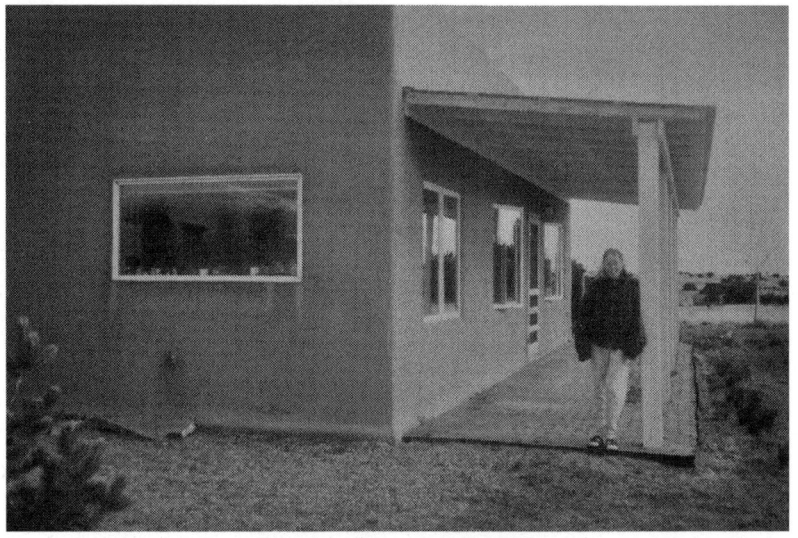

En vías de recuperación

Físicamente, también está recuperándose, aunque todavía tiene limitaciones con varios alimentos y problemas para entrar en ciertos lugares públicos.

He descubierto que el instituto tiene un gimnasio muy grande con instalaciones modernas: una sala gigantesca con máquinas de ejercicio

- 168 -

de todo tipo, piscina olímpica y además, una pista de atletismo excelente para caminar las distancias que se quieran.

He logrado inscribirme y, con un pase especial, me dejan utilizar sus instalaciones. Así que también tengo esa opción los días de frío. Si no lo estuviese viviendo, jamás creería que, en este lugar considerado desierto, bajara tanto la temperatura.

Ya estamos a finales de mayo y este fin de semana, es especial para la tribu indígena a la que pertenece Layla, la amiga de Patricia. Hoy viernes, algunos integrantes van a presentar un número de danzas folklóricas y ritos de su tribu.

Asisto con curiosidad a este espectáculo interesante. Los integrantes del grupo, vestidos con los trajes tradicionales de gala que usan para las ceremonias más solemnes, se notan nerviosos ante la presentación y, adornados con plumajes de todos colores, bailan al ritmo de tambores.

Layla nos invita luego a visitar el día sábado, la reserva indígena donde vive, en un pueblo en las afueras de Santa Fe, para asistir a los festejos de su familia y de su tribu.

Pasamos el día visitando a sus diferentes familiares en sus casas, donde muy amigablemente nos invitan a probar las comidas típicas de esas celebraciones. Aprendemos mucho sobre los ingredientes locales y los métodos que emplean para preparar esos platos tan deliciosos, que yo jamás antes había oído mencionar. Son casas muy humildes, donde algunos de sus tíos y primos, se encuentran allí en ocasión de la celebración. La mayoría de ellos lleva una vida bastante nómada: pintores y artesanos que viajan constantemente para exponer sus obras y productos en diferentes pueblos de la región.

Yo me siento muy privilegiada de poder compartir con estas familias una fiesta muy privada de ellos que, como turista, jamás habría tenido la oportunidad de presenciar.

Más tarde, Layla nos invita a su casa. Ella está estudiando para obtener un diploma que le facilite una profesión más estable, ya que vive sola con su hijo de dos años. De joven, tuvo que abandonar los estudios para ayudar a mantener a su familia.

La casa donde vive es estilo casita, como todas las que rodean Santa Fe, bastante amplia y con todas las comodidades necesarias. Ella recibe ayuda económica del gobierno para concentrarse en sus estudios sin necesidad de trabajar. Me alegra mucho que una mujer como ella reciba ese apoyo para poder seguir adelante.

Danica es otra amiga que me gusta mucho porque es de la misma edad de Patricia y está terminando sus estudios también. Su padre vive en Santa Fe desde que se divorció de su primera esposa en Croacia y se

JUNTAS CONTRA EL VIENTO

casó de nuevo cuando inmigró a los Estados Unidos. Danica, hija de su primera esposa, vino a vivir a los Estados Unidos con el papá y los medio hermanos.

Yo disfruto de todas las amigas de Patricia, pero me parece que Danica tiene mucho más en común con ella que Layla, por ser de la misma edad y tener los mismos intereses. Me parece ver en ella a muchas de sus compañeras de colegio de New Jersey. Layla es mucho mayor, ha estado anteriormente casada y ya tiene niño. A pesar de que es encantadora y tiene mucha chispa, tiene ya mucha más experiencia y es una mujer emocionalmente mucho más madura. Sin embargo, Patricia se lleva muy bien con ambas.

*****

«Hay un compañero muy buen mozo en mi clase de matemáticas, pero es tan machista que no soporta que a mí me vaya mejor que a él en clase, —me dice frecuentemente Patricia cuando comenta sobre sus clases—. Me está desafiando constantemente para ver quién resuelve los problemas matemáticos más rápidamente».

«Posiblemente no esté acostumbrado a estar en niveles avanzados con otras chicas, sobre todo en materias como las matemáticas que por tradición las toman en su mayoría los varones», le contesto cada vez que me habla del famoso compañero.

«Hoy me viene a buscar a casa y vamos a salir juntos a tomar algo», me anuncia un día.

Debe ser un adonis para que me lo pinte de esa forma, pienso yo, basándome en todas las descripciones que me ha estado haciendo a través de las semanas que lleva hablando de él.

Llega la hora de la cita y, después de muchos preparativos con probada de vestidos y de peinados diferentes, entreveo el coche del joven que se acerca a la casa. Yo me siento a esperar al susodicho admirador mientras ella sale a recibirlo a la puerta y a los dos minutos entra acompañada de alguien…, que yo más lo describiría como común y silvestre, ya que pasaría desapercibido si estuviese entre otros jóvenes. Diría que quizás hasta tirando a feíto para mis gustos.

Yo lo recibo casi boquiabierta, todavía asombrada por la aparición tan decepcionante que estoy observando.

¡Hay que ver que Patricia tiene las hormonas bastante alborotadas! Me lo había descrito como el más buen mozo de toda la universidad. ¡Cómo se ve que no ha salido con ningún muchacho desde hace mucho tiempo!, pienso mientras lo invito a sentarse.

Menos mal que esa etapa durará lo que duró el curso, ya que parece que el joven no soportaba que Patricia fuera más diestra que él para las matemáticas. Ella, como que se cansó y lo mandó a freír monos.

- 170 -

ANA MARÍA ANDRADE

*****

«Quiero aprender a manejar y necesito obtener la licencia de conducir», me dice siempre que salimos.

Últimamente, discutimos mucho porque ella quiere conducir el auto, pero como no tiene licencia, no puedo dejarla que lo maneje. No quiere entender los riesgos que existen de producirse un accidente y no tener cobertura de seguro de auto.

Por fin la inscribo en una autoescuela para que le den clases de práctica, además de que tiene que estudiar para pasar el examen escrito.

Como ella es tan empeñada, se concentró en estudiar el manual de New Mexico, tomó el examen escrito que pasó de primera y, corrió con mucha suerte porque para el de la práctica, le tocó un instructor que solamente la hizo pasearse por algunas calles y de esta aventura también, salió sonriente con su licencia de conducir.

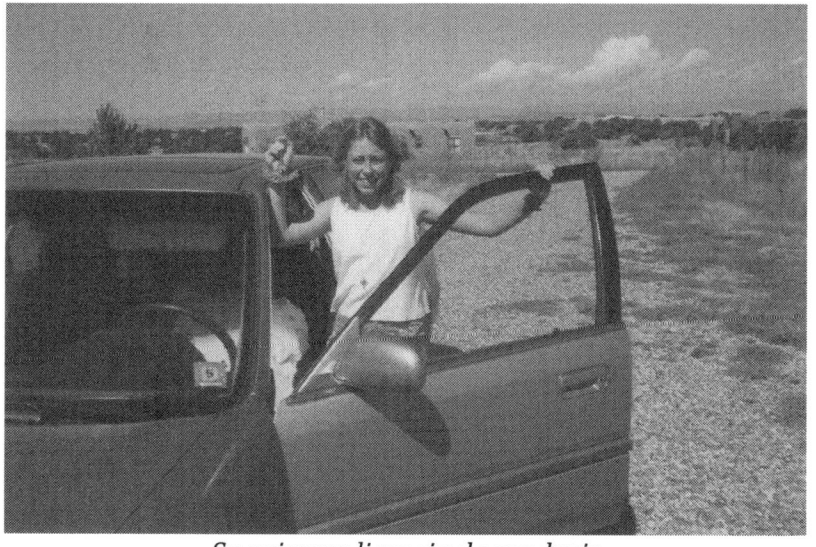

Su primera licencia de conducir

JUNTAS CONTRA EL VIENTO

La visita de Roberto

Hoy, quince de junio, me encuentro un poco aprensiva en el aeropuerto de Santa Fe esperando a Roberto. Juan Manuel lo mandó solo en avión por primera vez a visitarnos. Tuvo que hacer escala en Denver y tomar un avión... ¡a hélice! El aeropuerto de Santa Fe es diminuto y no hay casi vuelos comerciales.

Juan Manuel está ausente, viajando mucho y, como ya Roberto comenzó sus vacaciones escolares, se quedará un mes con nosotras. He estado reflexionando y buscando información sobre actividades interesantes para él sin interferir con la rutina de Patricia. Un mes es mucho tiempo para un adolescente en un lugar sin mucho que hacer.

Un suspiro de alivio me inunda al verlo bajar por la diminuta escalera del avión.

Por lo menos llegó sano y salvo, me digo.

Él está muy entusiasmado y orgulloso de haber hecho el viaje y el cambio de aviones solo y sin perderse. No logramos obtener ayuda de la aerolínea ya que pronto cumplirá 13 años y ellos sólo se responsabilizan por menores de 12 años.

Siento una alegría intensa de tenerlo junto a mí por un mes. Me parece como si en lugar de caminar, volara. Este último año lo he visto dos veces durante una semana a la vez.

Menos mal que Roberto es el tipo de joven que se interesa por todo lo que lo rodea. Está intrigado con este nuevo ambiente tan diferente al acostumbrado: desierto, vegetación extraña y, lugar totalmente aislado de toda civilización.

Su llegada es como si entrara un rayo de sol en nuestras vidas, dándonos más ánimo.

«Te conseguí un campamento de verano para aprender a escalar, —le propongo entusiasmada—. Además, contacté a un maestre de capoeira, el arte marcial brasilero que tanto te interesa en estos momentos. Te puede dar clases bien en grupo o privadas».

Menos mal que las dos actividades le llaman la atención y lo siento contento de estar allí con nosotras.

«Esta noche vamos a festejar con langosta en el mejor restaurante de mariscos y frutos de mar de Santa Fe. Patricia acaba de pasar el tratamiento para las langostas», le contamos eufóricas las dos.

Para mí es una celebración triple: Patricia podrá entrar en ese restaurante, podrá comer langosta y tendré a Roberto con nosotras. El único que nos falta es Juan Manuel para hacer la celebración realmente completa. Por ahora, me siento más tranquila ya que sé que Juan Manuel puede concentrarse un poco más en el trabajo este mes sabiendo que Roberto se encuentra con nosotras.

Al día siguiente vamos a visitar el gimnasio donde Roberto con mucho entusiasmo va a aprender a escalar.

Menos mal que le gusta todo lo que le propongo, me digo mientras lo dejo en la clase de escalada.

*****

«¿Tienes ganas de almorzar en tu restaurante de hamburguesas favorito?», le pregunto a Roberto frecuentemente al mediodía sabiendo de antemano su respuesta.

«¡Claro!», me contesta siempre.

Nos dirigimos entonces los dos felices al restaurante. Nos sentamos en las mesas altas con taburetes que nos encantan a los dos, ordenamos hamburguesas con papas fritas, un refresco y como postre, terminamos con una merengada o un helado.

Otras veces lo hacemos en el restaurante familiar donde almuerzo a menudo, aunque a él no le llama tanto la atención. Trato de que almorcemos por fuera todos los días. De noche no me atrevo a salir mucho. Le tengo miedo a quedarme varada en la autopista en ese tramo de más de media hora completamente solitario, sin un alma, ni una casa, en la mitad de un desierto totalmente oscuro.

Como han terminado las clases de escalada, ya conseguí inscribirlo en las de capoeira también. Está dichoso, aunque como es el puro comienzo, se le hace un poco difícil acostumbrar el cuerpo a esta rutina física diferente a la de Karate.

Por lo menos está entusiasmado con esta nueva actividad y se le olvidó un poco lo del Karate, me digo satisfecha de haberlo motivado a experimentar con capoeira.

Para poder venir a Santa Fe, Roberto había tenido que perder la última clase de Karate de la temporada en la que iba a tomar la prueba para pasar al cinturón marrón. Estaba muy triste y decepcionado porque no había otras fechas para ese examen sino hasta el año siguiente.

Aprovechamos también para visitar cuevas indígenas, hacer visitas turísticas y descubrir el área, recibir sesiones de terapia con Herman, visitar los museos de Santa Fe y, cortar la maleza alrededor de la casa con una cortadora sencilla que acabo de comprar. Para él es una gran diversión.

Hoy es 4 de julio y compré fuegos artificiales. Al contrario de New Jersey, aquí se consiguen legalmente, para celebrar un poco. Donde vivimos es tan desértico que, si no se hace nada para diferenciar un día de otro, éstos pasan sin darnos cuenta

JUNTAS CONTRA EL VIENTO

Invitamos a las dos hijas de los vecinos de en frente, con quienes hemos entablado amistad desde que nos mudamos y que da la casualidad, son latinoamericanos también: son ecuatorianos. Patricia es de la edad de la mayor y Roberto es de la edad de la segunda. Por lo menos hacemos un poco de alboroto. Todo está cerrado por ser día festivo. Los jóvenes se van a acostar esa noche contentos de haber tenido un día de fiesta.

*****

Hoy me encuentro, un mes después, parada frente al ventanal que da a la pista de aviones del aeropuerto de Santa Fe despidiendo a Roberto. Por la misma diminuta escalera que hace un mes bajó y, que con tanta alegría lo esperaba aparecer, sube esta vez para entrar al avión que da inicio al viaje que lo llevará de regreso a New Jersey.

Una aprensión mayor me invade al ver que tiene que tomar el mismo tipo de avión a hélice que tomó para venir. Además, cuando llegamos al aeropuerto, nos dimos cuenta que la persona que chequeaba el equipaje, era la misma que recogía la tarjeta de embarque y, la misma que le daba permiso al piloto de que despegara el avión.

¿Qué pasaría si este hombre llegase a enfermarse un día? Seguro que tendrían que cerrar el aeropuerto por falta de personal, me digo con mayor preocupación.

El avión parece tan pequeño e inseguro que comienzo a rezar presa del pánico, sólo de pensar que le pueda ocurrir algo.

Unas cuantas horas más tarde, Juan Manuel me llama con la mejor noticia del día: «Roberto llegó bien a casa».

Estoy tranquila también porque dentro de una semana, se irá a Venezuela a pasar el mes de agosto con mi hermano mayor Ciccio y mi cuñada Carmen, en Caracas. A él le encanta ir allá y se lleva muy bien con mi sobrino Juan Pablo, sólo un par de años mayor. Los dos primos se conocen bastante bien, por haber pasado numerosas vacaciones juntos, cuando eran niños.

Éstas, son muy especiales para ellos porque mi mamá los invitó a que se fueran solos, sin sus respectivos padres, a un viaje por la selva amazónica venezolana. Viajarán con un grupo de amigos de mi hermano y de mi cuñada que tienen una agencia de viajes y organizan excursiones por toda Venezuela.

Después de una gran espera, Juan Manuel me llama hoy con buenas noticias: «Roberto salió bien y, además, logré que lo subieran en primera clase en el vuelo a Venezuela. Es un vuelo directo, así que no hay preocupación de cambio de aviones, ni escalas. Además, acabo de hablar con tu hermano y me informó que llegó bien a Caracas».

ANA MARÍA ANDRADE

Por lo menos Juan Manuel va a poder trabajar tranquilo también el mes de agosto, me digo concentrándome con más tranquilidad en mi realidad con Patricia.

La visita de la nonna

El mes de julio está por terminar y tengo un par de días para organizarme antes de la llegada de mi mamá. El segundo dormitorio no se usa para nada. Yo sigo durmiendo en la banca frente a la bañera localizada en el pasillo entre los dos baños.

«No es posible que todavía estés durmiendo allí, —me dijo Juan Manuel cuando descubrió el lugar donde yo dormía—. ¿Por qué no te compras un colchón? ¡No entiendo!».

«Yo estoy muy bien durmiendo así. No me molesta seguir en ese rincón», fue mi respuesta.

En realidad, me da pavor dormir tan cerca del piso. He visto que a veces se meten unos insectos enormes por debajo de las puertas y, además, hay culebras sueltas en las afueras de la casa. Hace un par de días me encontré una tan larga como el ancho de la carretera de enfrente. El sólo pensar en despertarme y dar con alguno de esos animales, me da pánico y prefiero cien mil veces mi banca que, aunque situada entre los baños, por lo menos no está al nivel del piso.

Hoy, primero de agosto, voy a buscar a mi mamá al aeropuerto de Albuquerque. Ella está complacida de que Patricia haya mejorado y, sobre todo, de que no vivamos en una casa rodante, sino en una "de verdad", como la llama ella. La presencia de mi mamá es importante para nuestra dinámica. Estamos siempre las dos solas en casa y necesitamos a alguien más para animar un poco la rutina en la que caemos.

Aprovecho su estadía, para mostrarle todos los rincones y los alrededores de Santa Fe. Vamos a varias ferias indígenas que animan el centro de la ciudad en agosto. La verdad es que no está impresionada:

«Llevo más de 40 años rodeada del hermoso arte indígena que tanto abunda en Venezuela y éste no me impresiona mucho», me dice cuando damos una vuelta por la plaza central.

«Bueno, entonces lo único que te puede conmover en estos momentos es ir a uno de los mejores restaurantes italianos de Santa Fe», le replico.

«Eso sí que me impresiona», me contesta riéndose mientras nos dirigimos hacia allá.

Mi mamá nos acompaña a todas las idas y venidas con Patricia, siempre cargando su bolsa de tejer (se la trajo Juan Manuel de Colombia en uno de sus viajes como regalo de su mamá). Nunca para, tejiéndonos cualquier cosa que le pidamos. Aunque no tenga patrón para seguir, ella se lo inventa. Lo más impresionante, es que mientras mira televisión, va tejiendo sin mirar las agujas y nunca se equivoca, ni pierde un punto.

Hoy, después de varias semanas de búsqueda, le conseguí un escritorio a Patricia para que pueda estudiar y, sobre todo, para la nueva computadora que le regaló mi mamá. Eso va a simplificar bastante nuestras vidas. No vamos a necesitar tantas idas a la biblioteca de la universidad para escribir los informes o investigar.

*****

Acabo de convencer a mi mamá que aplace su regreso a Venezuela a principios de septiembre y se quede acompañando a Patricia para yo poder ir unos cinco días a New Jersey. Juan Manuel tiene que viajar y no sabe qué hacer con Roberto, que acaba de regresar de sus vacaciones en Venezuela.

No ha sido fácil convencerla porque eso significa que se integre a su trabajo una semana más tarde y, como ella no está acostumbrada a faltar, no se siente cómoda haciéndolo.

Se siente también preocupada quedándose sola con Patricia: no maneja y tampoco conoce a nadie en el área. No quiere llegar a tener una emergencia, sin saber qué hacer ni con quién comunicarse para recibir ayuda.

Yo tengo mucho interés en ir a New Jersey. Quiero aprovechar el viaje para crear unos frasquitos de tratamiento de NAET. Preparando a Patricia para un posible futuro regreso, la Dra. Cruz me los pidió para neutralizarle las posibles reacciones a la casa en New Jersey.

¡Neutralizar las reacciones a cada cuarto de la casa y al ambiente exterior!, —reflexiono mientras los preparo—. *Me parece lo más impresionante que me haya podido ocurrir. No sabía que esos tratamientos se pudiesen personalizar.*

*****

Compré los frasquitos de vidrio claro y del tamaño específico que me sugirió la Dra. Cruz. Dejé a Patricia y a mi mamá con cien mil recomendaciones y manejé muy animada al aeropuerto de Albuquerque rumbo a New Jersey.

A pesar de que son cuatro horas de vuelo, me siento alentada por la idea de pasarlo, aunque sea unos días, con Roberto y con nuestros amigos. Me instalo en el asiento asignado en el avión, lista a aprovechar esas horas con una buena lectura.

He estado tan enfrascada en el libro que estoy leyendo, que sólo me doy cuenta de que el tiempo ha pasado muy rápido, cuando escucho a la aeromoza anunciando por el parlante nuestra próxima llegada al aeropuerto de Newark en New Jersey.

Aterrizamos y me apresto por los pasillos del aeropuerto, tratando de acortar la distancia que me separa de Juan Manuel y Roberto, quienes me prometieron que me esperarían a la salida.

JUNTAS CONTRA EL VIENTO

Por fin llego a la puerta de salida y al entreverlos, aguardándome entre una multitud de gente que espera ansiosa a sus seres queridos, me lanzo hacia ellos con una alegría inmensa.

Roberto está dichoso, contándome durante el trayecto a casa, sobre las experiencias que vivieron su primo Juan Pablo y él en el viaje por el Amazonas venezolano.

Llegamos y sin perder tiempo, me dedico a preparar los frasquitos. Siguiendo al pie de la letra las indicaciones de la Dra. Cruz, compro agua destilada con la que debo llenar las tres cuartas partes de cada frasco. Luego, dejo los frasquitos destapados en cada cuarto de la casa y afuera en el patio, durante 24 horas para que, según la doctora, absorban "el campo energético" del ambiente donde se encuentran.

En realidad, no comprendo en absoluto las bases científicas de este tratamiento. Sin embargo, la confianza absoluta que le tengo a la doctora, me empuja a ejecutar estas acciones como autómata, sin poner ninguna objeción.

Para asegurarme de la total efectividad del tratamiento, dejaré los frasquitos de cada cuarto de la casa destapados dos días más de las 24 horas requeridas. El del patio, lo dejaré tres días más.

No me he atrevido a contarles a los amigos que visité durante esos días, que la preparación de los frasquitos era la razón principal de mi viaje a New Jersey. No lo entenderían, les parecería una idea descalabrada y a mí, me catalogarían de loca.

Durante ese tiempo aproveché también para dedicarme por completo a disfrutar la compañía de Roberto complaciéndolo en todo lo que pude: los llevé a él y a su amigo Anthony al cine a ver una película que tanto deseaban ver y cenamos en los lugares que él escogió. Hasta fuimos a un museo pequeño localizado cerca de donde vivimos y que a él le encanta. Él estaba feliz de haberme tenido a su disposición para satisfacer todos sus deseos.

Hoy regreso a Santa Fe, después de casi una semana de renovación personal y de verdaderas vacaciones con Roberto. En mi maleta llevo además un tesoro: todos los frasquitos con el campo energético de nuestro medio ambiente de New Jersey, listos para que el cerebro de Patricia les dé la bienvenida.

Al día siguiente llevo a mi mamá al aeropuerto de Albuquerque para su regreso a Venezuela y nosotras, volvemos a nuestra rutina.

La doctora le hace las pruebas con los frascos que le traje sin decirle específicamente a Patricia a qué cuarto de la casa corresponden. Después de mucha intriga y curiosidad, constatamos que el del sótano de la casa es el que más le da alergia. Patricia continúa un poco más de un mes haciéndose esos tratamientos hasta lograr pasarlos todos.

- 178 -

El EMDR

Todos estos tratamientos representan una experiencia muy interesante para mí. Aprendo al mismo tiempo que observo la mejoría en Patricia.

Si me lo contaran, no lo creería, me repito siempre.

Mi hija está mucho más fuerte, ha recuperado el peso perdido, pero todavía no puede entrar en ciertas tiendas y lugares cerrados. En realidad, al único sitio medio cerrado al que entra sin reacción es al instituto universitario.

A pesar de que el psicólogo de Australia la está empujando a que se aventure a otros lugares cerrados, a ella le da pavor entrar.

No sé en realidad qué hacer para convencerla y una tarde, mientras reflexiono sobre el problema, me viene a la mente el nombre de la técnica psicológica terapéutica EMDR que me habían recomendado a mi llegada a Santa Fe.

Ese mismo día me dedico a investigar más sobre el tratamiento. Por lo que he leído, es muy efectivo y más rápido que la psicoterapia. Fue utilizado por primera vez con los veteranos que regresaban traumatizados de la guerra de Vietnam. También se usa con personas con dependencia muy fuerte a drogas y alcohol, así como a personas que hayan sufrido cualquier tipo de traumatismo muy fuerte en la vida.

Ese mismo día me compro un libro sobre el tema y lo comienzo a leer, aunque no lo puedo terminar. Describe casos tan deprimentes y violentos que mi estado emocional actual no me permite este tipo de lectura.

Por lo que entiendo, el EMDR es una técnica psicoterapéutica que usa el estímulo bilateral del movimiento de los ojos a la derecha y a la izquierda, para activar repetidamente los lados opuestos del cerebro, soltando así experiencias emocionales que estén atrapadas en el sistema nervioso.

Sin embargo, investigo la posibilidad de consultar a un especialista en Santa Fe. Después de cuatro entrevistas poco satisfactorias, decidimos quedarnos con el primer terapeuta que nos habían recomendado, el doctor Lambert.

El Dr. Lambert no es siquiera psicólogo, sin embargo, tiene un conocimiento y experiencia muy extensos practicando EMDR y Patricia se siente cómoda con él, "porque va al grano y no pierde el tiempo", como me lo describe.

Es un hombre joven, quizás no llegue a los cuarenta años y bastante parco de palabras. Tiene razón Patricia, habla solamente lo necesario.

JUNTAS CONTRA EL VIENTO

Por ser la primera sesión, me permitió entrar al consultorio para mostrarme la técnica que emplea. La ha perfeccionado a través de los años y en lugar de mover el dedo como sugiere el método original, usa una luz que se mueve de izquierda a derecha y que el paciente debe seguir con los ojos.

«Como se podrá imaginar, no es nada práctico para mí estar moviendo el dedo durante tanto tiempo, con la proporción de pacientes que pasan por mi consultorio y la cantidad de años que llevo ejercitando este sistema. El movimiento de la luz surte el mismo efecto para el tratamiento que el del dedo», me explica al mostrarme la presencia en una esquina del consultorio, de un foco enorme con luces de varios colores.

Patricia va a la consulta del doctor Lambert semanalmente y parece que la está ayudando mucho, aunque después de cada tratamiento, ella se pone muy sensible durante un par de días ya que según las advertencias del terapeuta: «Sus sentimientos están a flor de piel por todos los recuerdos que está procesando».

Yo estoy intrigadísima y fascinada con el concepto de que algo tan sencillo como mover los ojos de izquierda a derecha repetidamente sea realmente efectivo.

A pesar de que Patricia está en vías de recuperación, me entristece sobremanera que no haya podido vivir las mismas experiencias de adolescente de sus amigas y compañeras durante estos tres años.

Pienso acongojada, en todas las veces que le he contado mis diferentes episodios de juventud: los paseos con los amigos a la playa o a la discoteca, los preparativos para las fiestas, las idas al cine y otras actividades propias de una adolescente. Todas vivencias que habría deseado que ella también disfrutara. Son tres años que nunca más volverá a recuperar.

A esa carencia, le agregamos el que no haya compartido normalmente tres años de vida familiar con su hermano ni su padre, así como la falta de roce con los amigos.

Sin embargo, estos pensamientos y sentimientos tan deprimentes los pongo de lado al compararlos a la realidad que estamos viviendo:

Voy a alcanzar mi objetivo principal: que se reintegre a la sociedad. Haré todo lo posible para no tener que contentarme de que viva toda una vida en una tienda de acampar o en el coche, como llevan haciendo tantas personas con síntomas similares y, que no han logrado superar todas estas dificultades, reflexiono muchas veces mientras me dirijo a la consulta a recogerla.

ANA MARÍA ANDRADE

La universidad

«¿Qué tal si solicitamos entrada a una universidad para el próximo año? —Le digo un día de regreso de clase, mientras me cuenta todo lo que está aprendiendo—. Estoy segura de que, si te aceptan, te darán la equivalencia de las materias que estás cursando en este instituto universitario. La solicitas como transferencia y así no habrás perdido ningún año de estudios».

Luego prosigo:

«Podemos comenzar a buscar una por aquí para no cambiar de clima u otra localizada cerca de las montañas o del mar, que no esté en una ciudad grande donde la contaminación ambiental no te afecte».

Patricia lo piensa un poco y como con las otras propuestas, acepta este reto también.

Mientras ella asiste a clases, yo comienzo mi investigación sobre universidades pequeñas en New Mexico, Colorado y Arizona.

Extiendo también mi búsqueda a las universidades del noreste del país. Termino con una lista de más de veinte que no sé por dónde comenzar a recortar un poco para poder convertirla en menos de diez.

Ni Juan Manuel ni yo hemos estudiado en este país. No estamos muy familiarizados con este proceso que tiene fama de ser complicado, estresante y sobre todo tedioso.

Sin embargo, tengo una suerte enorme de contar con el apoyo y las sugerencias de la consejera del colegio donde trabajaba. Ella conoce a Patricia de cuando estudiaba allá. Además, la considero como la mejor consejera con quien he trabajado en todos mis años de experiencia profesional en New Jersey.

¡Bendita sea! Se acuerda siempre de mí. A pesar de que yo vivo tan lejos y, a varias horas de diferencia con New Jersey por el uso horario, ella me llama semanalmente temprano por la mañana para guiarme poco a poco con cada selección que hago y sugerirme los pasos a tomar.

«Lo primero que Patricia tiene que comenzar a hacer es prepararse para tomar el examen del SAT, —me dice en una de las llamadas—. La mayoría de las universidades se lo van a exigir para poder ingresar».

Le compro un libro para que practique y comenzamos con el papeleo de las solicitudes: el examen, las cartas de recomendación, la llenada detallada de las planillas, los ensayos que debe escribir, etc.

Mientras ella se prepara, yo voy estudiando cada nombre de la lista para restringirlo a seis universidades. No es nada fácil, ya que todas se ven muy bien en catálogo. Hay que visitarlas también, pero por ahora quiero concentrarme en unas pocas.

JUNTAS CONTRA EL VIENTO

Este proceso me toma muchas horas de búsqueda. Hay abundantes categorías para tomar en consideración: que sea una universidad pequeña, que esté ubicada donde no haya contaminación ambiental, que no tenga fama de universidad fiestera y, que sea bastante exigente académicamente.

Después de analizar detenidamente las universidades del oeste, incluyendo unas cuantas en California, ella prefiere solicitar en las del este para estar más cerca de nosotros en New Jersey.

Así transcurren un par de meses entre sus clases, la presentación del examen, el papeleo de las solicitudes y los tratamientos.

Durante el día, yo la dejo en el instituto universitario donde asiste y continúo con mis clases privadas de español y, leyendo en la biblioteca. Por la tarde, ya de regreso a casa, me dedico a mis caminatas diarias explorando los alrededores.

Como me lo había comentado alguien antes de llegar a Santa Fe:

"Es el lugar perfecto para obtener todo tipo de sanación física y espiritual".

Cada día al caer la tarde, me dirijo por un camino diferente inspeccionando los alrededores. Las pocas sendas que se cruzan no están asfaltadas y el resto, son senderos de tierra árida, interrumpidos esporádicamente por la escasa vegetación típica de un desierto.

Cada caminata es el descubrimiento total de un mundo al que jamás me habría interesado en otras circunstancias. Recuerdo con nostalgia todas las escaladas hechas en los Alpes franceses cuando estudiaba allá, ¡Qué de oportunidades perdidas!

Para mí, representaban una faena y recuerdo que siempre les comentaba a mis amigos:

«No le veo la gracia a tener que levantarme tan temprano, muchas veces a las 5 de la madrugada, caminar cuesta arriba durante 3 horas, para quedarme un par de horas una vez alcanzada la cima y luego, volver a bajar otras 3 horas».

Eso era lo que a mí me importaba; que tenía que caminar tantas horas las laderas para luego bajar. Ahora, recuerdo con tristeza que mis compañeros, aficionados a la montaña, habían aprovechado al máximo cada paseo mientras que yo, los acompañaba refunfuñando.

¡Cuánta belleza que pasé desapercibida!, pienso mientras avanzo por las diferentes sendas.

Con cada paso, me detengo a observar fascinada tal o cual planta por su color y forma. Los animalitos que se me atraviesan son también un descubrimiento al observar su comportamiento por primera vez con detenimiento e interés.

*****

«Patricia, jamás podrás imaginar lo que acabo de ver afuera: ¡un correcaminos!, —Le explico gritando de la emoción, mientras Patricia me mira incrédula—. Es idéntico al de los dibujos animados que vemos por televisión. Es más o menos un metro de alto, igual de flaco y como me le acerqué un poco, salió disparado a una velocidad impresionante... ¡igual que el de la tele!».

Siempre había pensado que el correcaminos de la tele era un personaje inventado. Después, mi vecina de enfrente me contó que el autor de esa serie era de Santa Fe y que había basado ese personaje en los correcaminos que únicamente se encuentran en esta región.

Pero lo más increíble de todo son los atardeceres: ¡Qué sinfonía de colores! Me siento transportada a un mundo que por momentos me parece irreal.

Sin edificios ni construcciones altas ni árboles considerables que me obstruyan la vista, puedo observar a lo lejos el horizonte límpido en los cuatros puntos cardinales. El más impresionante es el oeste, donde la cadena de montañas Sangre de Cristo le sirve de escenario a la ciudad de Santa Fe.

Las cimas de las montañas nevadas, reciben los rayos solares y le dan la bienvenida a la noche, aceptando cubrirse de un manto de colores cambiantes en los que todas las tonalidades del ocre entran en juego. El sol poniente cobija con su manto la ciudad con sus casitas, para darle una acogedora recepción a la noche y el paisaje parece un verdadero pesebre.

Las noches son espectaculares también. Muchas veces salgo de la casa para observar el firmamento repleto de estrellas. La falta de contaminación en la atmósfera y de alumbrado en las calles permiten que el cielo oscuro cree un contraste impresionante con la luz de las estrellas.

Los astrónomos no necesitan observatorios especiales para estudiar las estrellas desde aquí, pienso.

Con sólo salir puedo observar claramente cada una de las que forman la Vía Láctea. Este espectáculo me recuerda las clases de geografía en tercer grado: la Osa Mayor, la Osa Menor, Tauro, Orión y, tantas otras.

Es una verdadera lástima deleitarme sola con esta visión sin poder compartirla con la familia y los amigos más cercanos, pienso a menudo decepcionada.

Mientras más me embeleso con la inmensidad del firmamento más pequeña me siento, hasta convertirme en un punto insignificante. Resurge entonces ese sentimiento de soledad que he logrado suprimir hasta ahora durante el día con las tareas cotidianas. ¡Qué solitaria me siento! Seguidamente, doy media vuelta y entro a acostarme.

JUNTAS CONTRA EL VIENTO

Visita a universidades

Después de cuantiosos análisis, hemos disminuido la lista a seis universidades. La única forma de decidirse sobre una de ellas es visitándolas. Así que Patricia y yo resolvemos pasar la semana anterior a las vacaciones del Día de Acción de Gracias en New Jersey. El plan es que yo me quede con Roberto, mientras ella y Juan Manuel van a visitar las que le interesan.

Como todas están en el noreste del país, Juan Manuel organiza un recorrido de visitas con las respectivas reservaciones de hotel en cada pueblo y yo, pido las citas para las entrevistas.

Patricia está mucho más fuerte gracias a los tratamientos y el resto, se lo dejamos "a la Divina Providencia", como diría mi mamá.

El gran día llega con mucha intriga y expectativa y, nosotras estamos listas para tomar el avión de Albuquerque a New Jersey. Patricia lleva solamente la máscara de tela y el ozonizador portátil (un aparatito del tamaño de un teléfono celular que se cuelga al cuello para protegerse de posibles químicos a su alrededor inmediato).

¡Qué diferencia con los viajes anteriores! ¡Poder viajar como todos los demás! Hace tiempo que no experimento esto viajando con ella, medito en pleno vuelo.

La llegada y estadía en la casa es todo un misterio. No sabemos si va a resistir esa semana por allá. La casa no debería estar tan mal, gracias a los tratamientos que le hizo la Dra. Cruz con los frasquitos que le llevé de mi último viaje a New Jersey.

Al llegar, comenzamos a andar de cuarto en cuarto silenciosos, aunque todos con la misma pregunta:

¿Resistirá en este cuarto? ¿Cuánto tiempo hasta que haya una reacción?

Nos paseamos por toda la casa. Patricia también está muy callada, reconociendo cada cuarto después de más de dos años de ausencia. Resultado, parece que los tratamientos surtieron efecto. Sin embargo, decide quedarse entre su dormitorio, la sala-comedor y la cocina. No se atreve a entrar al sótano ni al cuarto de la tele, donde no se siente plenamente cómoda.

Juan Manuel nos recibe feliz con literalmente, una baldada de cangrejos para la cena: es una de sus comidas favoritas. Yo nunca había visto tantos cangrejos colocados sobre una mesa, porque son tantos que están puestos en una montaña sobre ésta. A todos nos gustan y Patricia los puede comer sin problemas. ¡Qué delicia poder estar los cuatro juntos celebrando en casa! Me parece un sueño. Ya había eliminado esta situación de nuestras vidas por considerarla imposible.

Al día siguiente, Patricia y Juan Manuel salieron en su gira de universidades y yo puedo una vez más, disfrutar de la vida normal de New Jersey en compañía de Roberto y de nuestros amigos más allegados.

Hoy regresaron después de tres días de visitas, contando todas las aventuras que pasaron en cada lugar y, con una idea muy clara de sus universidades preferidas.

«Esa universidad, a pesar de ser reconocida internacionalmente, tiene una biblioteca muy húmeda. No resisto la cantidad de moho que se siente al entrar, —nos comenta ella—. La otra, tiene demasiadas alfombras por todos lados y es muy húmeda también».

Entre todas, hay una que es su preferida por el programa académico, porque queda entre las montañas y el mar, en un pueblito lejos de las grandes ciudades y de la contaminación ambiental y, sobre todo, porque los dormitorios no están alfombrados.

En nuestro caso, el factor ambiental jugó un papel muy importante en las prioridades que les dimos a las universidades. Por lo menos se dio una muy buena idea de los lugares donde potencialmente podría seguir sus estudios.

Me parece un sueño. Hace un año, no consideraba otras posibilidades de que sobreviviera fuera de las de una casa rodante, un coche o, una tienda de acampar estacionada en un parqueadero y ahora, nos damos el lujo de escoger universidad. Es un sentimiento de plenitud y temor que, cuando se lo explico a mis amigos, no logro expresarles con palabras lo que representa para mí. Todos asientan con la cabeza, pero yo pienso resignada:

No tienen ni la más mínima idea de lo que significa para nosotros, el habernos escabullido del fondo de un túnel lúgubre y oscuro, hasta lograr atrapar esa luz que tanto hemos estado rastreando.

Desgraciadamente, llegó el momento de regresar a la realidad de Santa Fe, aunque esta vez, con una esperanza en el corazón: que Patricia pueda sobrevivir después de todo, en una sociedad con las imperfecciones como la nuestra. Asimismo, poder regresar a vivir en familia. Nos despedimos con mucha tristeza de todos, aunque con el optimismo de que muy pronto, Juan Manuel y Roberto pasarán las vacaciones de Navidad en Santa Fe con nosotras.

La gran nevada

«Tengo dos clases esta mañana», me anuncia Patricia mientras yo miro por la ventana la gigantesca nevada que nos ha caído durante toda la noche.

«Pero sigue nevando y no sé si hayan limpiado las carreteras. Esta es una tremenda tormenta de nieve como la que nos cayó hace dos años en New Jersey y cerraron toda la circulación de autos en el estado como emergencia por el peligro de la manejada», le contesto con preocupación.

«No sé tampoco si nuestro coche vaya a poder pasar por entre la nieve y el hielo. No tiene tracción en las cuatro ruedas. Llamemos al instituto universitario a ver si lo cerraron», prosigo mientras marco el número de teléfono.

Yo sé que en New Jersey apenas hay tormenta de nieve, cierran todos los colegios incluyendo las universidades, pero me sorprende que me hayan dicho que las clases están en sesión. Debe ser que en New Mexico tienen mejor sistema de limpieza de calles y se pueda conducir sin peligro.

La urbanización no tiene sino senderos de tierra y, estando lejos de la avenida principal, no es posible darse cuenta en realidad si las han limpiado y son viables.

«Pero yo no puedo perder ninguna clase, si no me atraso demasiado. No creo que la gente que asiste a ese instituto viva tan lejos como nosotras. Por eso no cancelaron clases», me contesta tercamente.

Después de deliberar y discutir un buen rato con ella, decido complacerla, aunque con miedo extremo porque yo no me siento segura manejando entre la nieve.

Mientras avanzamos para salir de la urbanización nos damos cuenta que la tormenta sigue y la nieve se continúa acumulando en la carretera. Llegamos a la autopista con dificultad y observamos que tampoco la han limpiado. De todas formas, decido seguir, aunque muy despacio.

Ya en plena autopista, observo con terror que algunos autos mejor equipados que el nuestro, están volteados y otros, han sido abandonados a un costado de la vía.

Si ellos no han resistido, qué puedo esperar de nuestro autito. Nos toca empezar a rezar para llegar bien, pienso mientras avanzo con dificultad.

La visibilidad también se está poniendo más ardua. A pesar de que tenemos la calefacción del auto al máximo, el frío es tan intenso que forma una capa de hielo en el vidrio delantero que el limpiaparabrisas no logra quitar.

Pasamos por esa tortura más de hora y media hasta que llegamos al instituto y nos damos cuenta que acaban de dar la orden de cancelar todas las actividades.

Sólo pienso en el regreso y considero brevemente quedarme en la ciudad y hasta pasar la noche en un hotel. Pero descarto enseguida la idea por ser un problema para ella: reacciona a muchos de los productos de limpieza que usan para lavar las sábanas, cobijas y cubrecamas. Además, aunque uno pida cuarto para no fumadores, éstos siempre apestan a cigarrillo. Los clientes anteriores han fumado de todas maneras, sin respetar la consigna de no fumar.

Decido inmediatamente regresar con mucha cautela a casa. Es demasiado estrés para una noche.

La hija de la vecina está también en el instituto esperando a su mamá. La madre me pidió el favor antes de salir, de traerla con nosotras en caso de que el instituto cerrara.

Comienza para las tres la gran aventura de regreso a casa. La manejada por la autopista me toma dos horas. No ha parado de nevar, la visibilidad está peor y la acumulación de nieve es aún mayor. No hay rastro de quitanieves por ninguna esquina ni limpiando ni echando sal como acostumbro a ver en New Jersey.

Después de haber observado una enormidad de autos varados por todos lados, respiro con tranquilidad al haber llegado a nuestra urbanización sin accidente alguno.

Lo que me queda es poco para llegar a casa, pienso más animada sin jamás imaginar que lo peor es en realidad lo que está por llegar.

Mientras más me adentro por los senderos hacia la casa, más siento que la acumulación de nieve es peligrosamente mayor. Le llega a la puerta del auto. No puedo ir a más de cinco millas por hora. Estoy aterrada sólo de pensar atascarme.

Tampoco puedo dejar el auto allí porque no hay ni un alma a una milla de distancia. Si lo dejo, tengo que hacer el camino a pie con Patricia y la hija de la vecina.

Como las cosas nunca son sencillas, la chica padece de epilepsia grave y le dan ataques muy a menudo. Tengo pavor de que en medio de todo esto, le dé uno y yo, sin saber qué hacer con ella. No puedo comunicarme con nadie porque tampoco tengo teléfono celular para pedir ayuda.

Mientras Patricia y su amiga van calladas por el camino y yo voy rezando para poder llegar sin problema, me doy cuenta de otra situación todavía más crítica. Con la cantidad de nieve que ha caído, se observa un manto blanco de lado a lado del sendero y no logro ver las zanjas que usualmente hay en los bordes. No tengo forma de calcular con exactitud por la falta de visibilidad, si me salgo o no de la vía para no caer en ellas.

Patricia se ha dado cuenta también del problema. Inmediatamente, abrimos las dos ventanas del coche y le digo:

«Saca la cabeza y dime si me estoy yendo demasiado por el borde derecho de la carretera, mientras yo calculo por mi ventana de no acercarme demasiado al borde izquierdo».

«Sigue así que estás bien.... No, ve más a la izquierda que estás muy cerca de este borde... sigue derecho ahora.... no, ve más a la derecha que te estás yendo hacia el otro borde», me va guiando Patricia por su lado, mientras yo trato de ver por el mío.

Y así comienza nuestro calvario manejando a 'control remoto' y, chequeando al mismo tiempo que la hija de la vecina esté bien, logramos pasar la milla que nos queda hasta llegar a la casa.

«Nunca más me pidas que salga en una tormenta de nieve en New Mexico, —le afirmo—. No vale la pena este estrés y riesgo por ninguna clase en ninguna universidad».

La vecina me comenta luego que en New Mexico nunca quitan la nieve porque el sol es tan fuerte, que lo derrite todo enseguida:

«Creen que es inútil presupuestar dinero, si el sol se encarga de hacerlo gratis», me explica.

Y así fue como frente a mi asombro, una buena parte de esa acumulación de nieve, para la tarde ya se había derretido.

«Me puedo dar por bien servida el haber pasado por esta aventura sin ninguna consecuencia: la hija de la vecina no tuvo problemas, regresé sin accidentes y el gran descubrimiento de todo, mi Hondita es el mejor que hayan construido jamás», le comento a Juan Manuel esa noche por teléfono.

ANA MARÍA ANDRADE

Sentimiento de culpa

Además de seguir con los diversos tratamientos: NAET, EMDR y TBC, Patricia está de lleno en sus estudios con las materias de este nuevo semestre.

Las clases son interesantes según me comenta a diario con entusiasmo. Por ejemplo, la de ciencias sociales se concentra en la historia y culturas indígenas de la región de New Mexico. Además, corrobora la teoría que aprende en clase, con paseos educativos a los diferentes lugares donde se encuentran estas tribus.

Yo me siento muy satisfecha de que esté enriqueciendo nuevamente su intelecto como toda joven de su edad. Para Juan Manuel y para mí, siempre ha sido muy importante dejar como legado a los hijos, una buena base educativa.

Cuando tiene clase, se pasa una gran parte del día en el instituto universitario y yo, me siento a veces que estoy desaprovechando el tiempo. No lo empleo tratando de resolver los problemas diarios de salud que he venido enfrentando estos últimos años.

Me siento extraña de no tener que pasarme cada minuto del día con el estómago vuelto nudos por la preocupación y el desespero por salvar la vida de mi hija.

Mientras ella está en clase, yo voy al gimnasio a caminar o, a algún centro comercial a comprarle ropa para que se la mida en casa y si no le queda bien, devolverla.

Disfruto sobremanera los almuerzos solitarios en Luby's, mi cafetería favorita: menú con comida casera a muy buen precio. Además, poder quedarme allí todo el tiempo que desee sin que me echen del lugar.

Esa familia debe venir de la iglesia o de alguna celebración especial; ¡qué bien vestidos están! Hasta los abuelos los acompañan, —es mi conclusión algunos días y otros, observo—: *¡Esa joven que cuida a su hermanito menor, cómo ayuda a su mamá!*

Me ha llamado la atención muchas veces ver familias donde una adolescente está siempre cuidando a algún bebé.

Mi asombro es enorme al enterarme, después de comentárselo a mis vecinos ecuatorianos, que en realidad esos bebés no son los hermanitos de las adolescentes sino sus hijos. La retención escolar es mínima en New Mexico entre los jóvenes y un gran número de chicas quedan embarazadas en la adolescencia.

Ahora que me han pasado el dato, el descubrimiento es tal, que mis almuerzos se concentran en observar a todas estas jóvenes madres que, en lugar de estar en el colegio, terminan enfrentando esta realidad mucho antes de tiempo.

JUNTAS CONTRA EL VIENTO

«Si mi hija no quiere ir un día al colegio, éste no me presiona para que la mande. A nadie le preocupa y para los padres, la educación no es lo más importante ya que tienen otros problemas en mente», me cuenta la vecina que tiene a su segunda hija cursando bachillerato en un colegio privado para sobrevivir esa situación.

Este mundo tan diferente al acostumbrado en el noreste de los Estados Unidos es un descubrimiento intrigante para mí como educadora.

Yo estoy acostumbrada a que todas las mañanas en el colegio, se pase la lista de las alumnas para asegurarnos de que todas estén presentes. Si alguna está ausente, se les notifica enseguida a los padres y éstos deben tener un justificativo médico o alguna razón urgente para respaldar la ausencia de su hija.

Yo pensé que era una norma nacional, razono ante tal hallazgo.

Corroboré también con unos amigos el por qué en el instituto se habían sorprendido y regocijado tanto, de que no sólo Patricia quisiera tomar el examen del GED, sino que también deseara seguir con sus estudios. Parece ser poco usual en el área.

*****

Siempre le he tenido pavor a esquiar porque me da miedo tirarme por esas pistas tan empinadas y, para tratar de vencer la fobia, decido tomar clases. Juan Manuel, Patricia y Roberto lo disfrutan sobremanera. Siendo yo la única que no goza tal deporte, al ser minoría nunca he podido imponer mis gustos y en invierno, siempre terminamos vacacionando en alguna estación de esquí.

Además, Juan Manuel me convenció la última vez que estuvieron en Santa Fe de que me comprara todo el equipo y pues, decido ponerlo a buen uso.

La subida a la estación manejando, me produce mucha aprensión por las curvas tan peligrosas que tiene. Siempre que hemos ido a la montaña, Juan Manuel ha sido el conductor. Me dirijo temerosa a la estación discurriendo: *si lo pienso dos veces, no me resuelvo nunca a ir. No puedo portarme tan cobardemente.*

Lo que para otros es un trayecto normal, para mí es toda una hazaña el haber llegado sin mayores accidentes a la cima. Me siento muy orgullosa de mí misma. Me inscribo en algunas clases de esquí. Menos mal que es durante la semana; hay muy poca gente.

Después de las clases, como tengo tiempo libre me aventuro tranquila por las pistas menos pendientes, sin la presión de la familia de "que avance" o, "que pruebe las pistas más difíciles con ellos" y muchas veces, "que no es tan empinado como parece y la pista es corta".

- 190 -

Es la situación perfecta para cualquier esquiador: las pistas no están heladas, la nieve es puro polvo, la temperatura es perfecta y el cielo está despejado. El paisaje es una divinidad, parece de postal.

Subo unas cuantas veces a tomar clases, pero regreso invariablemente, sintiéndome culpable de haber disfrutado una tarde en lugar de estar haciendo actividades más productivas para Patricia.

Otras tardes me doy el lujo de ir al cine, pero las únicas películas que soporto son las comedias. Ciertas veces salgo del local y así como cuando voy a esquiar, siento la misma culpabilidad de haber disfrutado de algo a lo que no tengo derecho.

*****

Patricia ha sido aceptada en varias universidades y la que ella escogió, Colby College, le ha dado la equivalencia de todas las materias que cursó este año en el Instituto Universitario Santa Fe.

«¡Qué suerte! Entras en segundo año de universidad sin haber perdido absolutamente ni un año de estudios, igual que tus compañeras de New Jersey. Yo espero que te des cuenta de que lo que has logrado es extraordinario».

Le hago hincapié en este hecho particular, porque tengo el presentimiento de que ella todavía no se ha dado cuenta de todas las dificultades que ha logrado vencer.

Mucha gente que hemos llegado a conocer estos últimos tres años bajo su misma condición, lleva, al contrario, diez veces más tiempo que nosotras en estado crítico, sin lograr salir de tal estancamiento.

Gracias a la disciplina, persistencia, consistencia con los tratamientos y, sobre todo, a que nunca se ha dado por vencida, Patricia está fuerte físicamente. Ha aprobado todos los cursos y está, además, entusiasmada de poder regresar a la sociedad para reanudar su vida normal.

Basamos la fecha de partida en la de la entrega de la casa. Poco a poco nos vamos despidiendo de las personas que han tenido una fuerte influencia en nuestras vidas durante esta aventura.

Santa María de la Paz

La iglesia Santa María de la Paz está localizada en las afueras de Santa Fe y es una construcción bastante reciente, muy amplia y con mucha luz. El altar está rodeado en sus tres cuartas partes de bancos colocados en semicírculo, puestos en gradas como un anfiteatro. No importa dónde uno esté sentado, siente que está participando directamente con el sacerdote en el altar. La iglesia tiene una capacidad enorme para recibir a un gran número de feligreses y nunca termina abarrotada de gente para las misas de Navidad y Pascua de Resurrección, como ocurre en las otras iglesias que conozco.

Ha pasado un año exactamente desde la primera vez que llegué casi ofuscada a esa iglesia en busca de la ayuda de Sor Carmela. Durante nuestra conversación inicial y quizás, observando la monja la soledad tan terrible en la que me encontraba, me había invitado, además, a asistir a las misas dominicales matutinas para las que ella organizaba los cantos.

Llegado el domingo, yo había decidido asistir a misa por pura curiosidad. Nunca antes había acudido a una misa tan acogedora ni original como ésa. Para empezar, la mitad de la misa se había celebrado en español y la otra mitad en inglés. Hasta los cantos habían sido en su mayoría en español.

Al final de la misa me había acercado a Sor Carmela comentándole:

«¡Qué original que muchas de las canciones sean en español! ¿Hay alguna razón especial para esa preferencia? —Luego, le había preguntado—, ¿Hay tantos feligreses que hablan español?».

«No, simplemente me encantan los cantos religiosos en español. Tienen sabor y energía. Los que cantan en inglés son muy desabridos», me había contestado ella con el entusiasmo y sonrisa que la caracterizan.

A partir de ese domingo, asistí a todas las misas dominicales sin falta, primero sola y más adelante, logré convencer a Patricia de que me acompañase.

En esa ocasión, nos habíamos acercado a la monja después de la misa. Le había presentado a Patricia, comentándole que ella cantaba en el coro del colegio, leía música y sabía tocar piano y flauta.

Sor Carmela había mostrado interés inmediato en que Patricia se uniese al grupo que ella dirigía en la misa.

Yo había tomado en serio la invitación y como sentía que Patricia estaba más fuerte, le había propuesto unirse a ellos (15 adultos aproximadamente entre cantores y músicos), para cantar y después, cuando pudiese volver a tocar la flauta, se les uniese tocando el instrumento también.

Así lo había hecho ella y a partir del domingo siguiente, se unió al coro y más adelante, como flautista del grupo de músicos.

Frecuentemente, sentada en uno de los bancos de la iglesia durante la misa, observándola participar, me había dicho: *todas las horas pasadas practicando no han sido en vano. Por lo menos he logrado que renazca en ella este amor por la música cultivado durante todos estos años y que ha sido una parte tan importante en su vida.*

Para Navidad, yo había convencido a Juan Manuel y a Roberto durante su visita a Santa Fe, que me acompañasen a la misa de Nochebuena de esa iglesia. Ellos también habían quedado impresionados al terminar la misa.

Para tal ocasión, Sor Carmela había invitado a un conjunto de mariachis para que cantasen música ranchera al comienzo de la misa. Al finalizarla, cantaron el cumpleaños feliz en español en honor al niño Jesús además de las Mañanitas.

Un domingo, asistí a algunos bautizos en los que el sacerdote, en vez de echarles agua bendita en la cabeza a los bautizados, los había sumergido en una pila bautismal enorme.

Hoy, asistiendo por última vez a la acostumbrada misa dominical, la nostalgia me invade al recordar las experiencias vividas todo lo largo del año en la parroquia.

La hermana no es la única que le da el toque especial a la misa. El sacerdote comienza siempre la homilía con un chiste o comentario sobre algo que le ha ocurrido esa semana a él. Yo no he faltado una sola misa en todo este año por gusto y no por obligación e imagino que también los otros feligreses comparten este sentimiento.

Ahora entiendo lo que me decía la vecina de Helen, de que sus hijos participaban con gusto en todas las actividades de la parroquia y, que ellos nunca tenían que insistir para que asistiesen a misa los domingos.

Hoy, después de misa y para cerrar con broche de oro, como era nuestro último domingo con ellos, los integrantes del coro organizaron una fiesta de despedida en casa de uno de los músicos en honor a Patricia.

Sólo ahora descifro el contenido de los mensajes que el universo me ha estado enviando y que yo, ofuscada por mis problemas no había querido entender. Y pensar que los he tenido frente a mis narices todo este tiempo, me repito constantemente, sintiendo que el velo que tenía frente a mí todo este tiempo, se ha caído y veo las cosas más claramente.

Las despedidas

Aunque todavía le faltan algunos, Patricia ha recibido la mayoría de los tratamientos de NAET que necesita. Además, tenemos que cerrar este capítulo de nuestras vidas y darle vuelta a la página. Hemos encontrado asimismo a un especialista en New Jersey que podrá seguir tratándola.

Esta mañana, tres días antes de nuestra partida, al terminar el último tratamiento de NAET, aprovechamos también para despedirnos de la Dra. Cruz. Ella nos dice por primera vez que admiraba el valor y la determinación de Patricia para vencer todos los obstáculos que se le habían presentado por el camino.

«De todos los pacientes que he tenido, Patricia es la primera que he tratado en condiciones físicas muy graves y que ha llegado a recuperarse en tiempo récord. Debe ser el espíritu luchador que lleva en la sangre», nos dice emocionada mientras nos abraza efusivamente.

Nos habíamos tratado casi a diario durante todo este año en el que nos mostró su profesionalismo en todo momento, su apoyo emocional, físico y espiritual y, sobre todo, mucha paciencia y optimismo cuando observaba que estábamos pasando por una crisis.

«¿Recuerda lo histérica que yo estaba la primera vez que aparecimos en su consultorio?», le menciono riendo.

Ella me contesta con una sonrisa nostálgica: «Si supieran que no son las únicas en haber llegado a mis oficinas en esas condiciones».

Desde el primer encuentro, se había formado una relación muy especial entre nosotras. Nunca habíamos necesitado decirnos mucho para percibir que nos comunicábamos. Siempre sentí que tenía un apoyo muy especial en ella y que ella entendía todo por lo que estábamos pasando Patricia y yo.

*****

Aprovechamos ese mismo día para despedirnos por la tarde de Herman. Así como la Dra. Cruz, Herman también ha llegado a tener mucha influencia sobre el bienestar de Patricia.

Durante un año, incansablemente, había llegado cada semana puntualmente a nuestra casa, con su mesa de tratamiento, su sonrisa franca y actitud positiva, siempre dispuesto a transformar la energía estancada del cuerpo de Patricia en una energía equilibrada y eficiente, con el simple contacto de sus manos.

Después de cada sesión de TBC con Herman, cualquier malestar muscular o de estrés que Patricia tuviese, desaparecía con facilidad.

Además, en diversas ocasiones había llegado a nuestra casa para la sesión, cargando algún regalo para nosotras; como, por ejemplo, alguna bolsa de vegetales recogidos de su propia huerta.

Para despedirse de nosotras hoy, nos invitó a conocer su casa de la que se siente muy orgulloso porque la construyó él mismo, poco a poco, con sus propias manos. Es en realidad un chalet, situado en la cima de un pueblito montañoso, a media hora de Santa Fe. Todo es de madera, muy pintoresco y parecido a los chalets que se encuentran en numerosos pueblos de montaña alemanes.

Las dos horas de visita han transcurrido rápidamente, por lo entretenidas que hemos estado descubriendo el lugar tan encantador que escogió para construir su chalet y, que nos muestra con satisfacción.

Al final de la visita, Patricia y Herman se dan un abrazo muy efusivo. Sin embargo, antes de nosotras dirigirnos al auto, él la detiene para ofrecerle un paquete que le tiene de regalo: un bolso con accesorios para hacerse masajes.

Patricia y yo no sabemos qué decir ante gesto tan inesperado. ¡No nos esperábamos semejante detalle!

Mientras manejo de regreso, reflexiono: *me siento tan afortunada de haber seguido una vez más mi instinto, cuando el primer día de mi llegada a Santa Fe, impulsivamente y sin explicarme el por qué, había decidido llamarlo para que le hiciera terapia energética a Patricia.*

*****

Ayer nos despedimos de la Dra. Cruz y de Herman; nos falta el Dr. Lambert. Así que esta mañana tenemos la última sesión de EMDR con él y, al salir con Patricia de la sala de tratamiento, se acercan a mí y me entrega la información de un especialista en New Jersey que me recomienda para seguir con la terapia.

Muy apesadumbrada le digo: «Nos va a hacer mucha falta. Usted ha ayudado muchísimo a Patricia y no va a ser lo mismo con otra persona, por mucha experiencia que ésta tenga con el EMDR».

Él me contesta: «El especialista que le recomiendo es excelente. Estoy seguro que Patricia se va a encontrar bien con él».

Mientras conduzco de regreso a casa, Patricia va callada a mi lado y yo voy pensando: *Esta despedida ha sido diferente a la de las dos anteriores. Un buen reflejo de la personalidad del Dr. Lambert, excelente profesional, muy respetuoso y eficiente…, pero distante.*

Esa misma noche, en mi "conversación" con Él, le comento:

Herman, la Dra. Cruz y el Dr. Lambert, personas a las que decidí contactar en Santa Fe, solamente porque me habían ofrecido su información sin yo pedirla ni buscarla, terminaron jugando en realidad, un papel clave en la recuperación de Patricia.

Continúo con mis reflexiones:

Yo estaba bastante ciega y ofuscada con mis propios problemas al no ver todos esos mensajes que me enviabas. Me pusiste la situación extremadamente difícil para que por fin terminara en Santa Fe. Nunca me habría ido de Dallas por mi propia cuenta.

El cansancio, por las emociones de estos dos últimos días, aunque esta vez de índole diferente, me impulsan a rendirme ante un sueño apacible.

ANA MARÍA ANDRADE

La partida

Pasé el día de ayer, nuestro último día en Santa Fe, organizando lo que llevaremos con nosotras sin mucho ánimo, mientras la vecina amiga de Patricia y su hermana vinieron a despedirse. Ella estuvo tratando de aprovechar las últimas horas en su compañía mientras yo termino de limpiar para entregar la casa en orden a la agencia, la mañana siguiente.

Vamos a emprender el viaje de regreso en coche las dos para llevar el volumen de pertenencias que queremos conservar. No ha sido muy difícil deshacernos de lo que tenemos porque... no tenemos casi nada. Lo único voluminoso es el juego de mesa de la sala que la vecina nos compró; el escritorio que le regalamos a Layla, la compañera indígena de Patricia y, el colchón orgánico que unos amigos nos compraron.

La agencia del automóvil club nos ha dado un mapa detallado del camino más directo a seguir para llegar a New Jersey.

El viaje nos va a tomar tres días y no tenemos ningún hotel reservado para pasar las noches porque no sabemos cuánto tiempo nos tome cada etapa. Pensamos manejar todo el día y cuando estemos cansadas, quedarnos en el primer hotel más cercano que encontremos.

*****

Esta mañana, con lo poco que llevaremos empacado en el auto, fuimos a entregar las llaves de la casa a la agencia inmobiliaria apenas abrió. Para las nueve, ya estábamos en camino.

Nuestro primer día de viaje. Hemos manejado casi diez horas parando solamente por gasolina y comida y, tomando turnos para conducir. El camino es bastante directo y fácil: son casi todas autopistas. Tampoco pasaremos por las grandes ciudades para así evitar perdernos.

La travesía por el estado de Texas, Oklahoma y Missouri es bastante solitaria y desoladora. Es pura autopista en la mitad de la nada a nuestro alrededor. Lo que la hace todavía más interminable.

«Espero que el coche no sufra ninguna avería por estos lados, —le comento a Patricia sin mostrarle cierto temor—, porque aquí sí que no hay un alma para ayudarnos».

Llegamos anocheciendo en las afueras de Missouri cuando decidimos quedarnos en un motel que encontramos por el camino y que nos pareció más o menos bueno.

A pesar de su apariencia, nos damos cuenta que no está tan limpio como habíamos pensado. Decidimos quedarnos de todas maneras allí, ya que es muy tarde para estar buscando otro.

JUNTAS CONTRA EL VIENTO

«Es solamente para esta noche», le digo a Patricia abriendo las ventanas. A pesar de la incomodidad, nos quedamos dormidas del cansancio.

*****

La mañana siguiente de nuestro segundo día, arrancamos a buena hora, deseosas de salir de allí lo antes posible. Manejamos todo el día también, deteniéndonos únicamente por gasolina y comida. El paisaje sigue siendo invariable pasando por los estados de Illinois, Indiana y Ohio: grandes extensiones de campos de cultivo.

Nos detenemos en un pueblo ya entrada la noche para poner gasolina. Observamos que cerca de la gasolinera está todo iluminado. Hay un motel y un restaurante de comida familiar. Estamos agotadas y decidimos quedarnos allí.

«Podemos cenar bien y tenemos cerca el motel para descansar y seguir mañana con la última etapa del viaje», le propongo a Patricia.

Después de obtener la llave del cuarto, resolvemos entrar al restaurante a cenar. Es bastante grande, estamos hambrientas y el menú ofrece comida casera.

«Además, los precios son excelentes», comento leyéndolo.

Mientras esperamos la orden, miramos por primera vez con detenimiento nuestro alrededor y nos damos cuenta que somos las únicas mujeres en todo el lugar. Después de un buen rato, concluimos que es un restaurante para camioneros.

«Bueno, por lo menos la comida es mejor que una de restaurante de comida rápida», le digo mientras procedemos a comernos de muy buena gana lo que nos acaban de servir.

Nos retiramos al cuarto con un poco de aprensión porque no hemos visto a ninguna otra mujer por esos alrededores. Me aseguro de que la puerta esté bien cerrada a llave y nos quedamos dormidas enseguida.

*****

Tercero y último día de viaje, nos levantamos con mucho ánimo por ser supuestamente la última etapa.

Conducimos toda la mañana y al comienzo de la tarde, logramos pasar el estado de West Virginia. Las dos sentimos que estamos en las últimas y al mismo tiempo, tenemos la impresión que nunca avanzamos. Las millas nos parecen interminables. Finalmente llegamos al estado de Pennsylvania que, para mí, representa el estado vecino de New Jersey. Sin embargo, tenemos que parar por gasolina.

«Yo quiero manejar esta última etapa», dice Patricia

«No. Yo lo quiero hacer», le contesto tercamente.

- 198 -

Las dos queremos llegar manejando a nuestro destino final. Estoy sorprendida de mí misma por insistir.

Dentro de mí, una voz me dice: *No veo el problema. No sé por qué te estás portando como una malcriada delante de tu propia hija. No tiene importancia el que sea la una o la otra en llegar a casa manejando.*

Sin embargo y ante mi propia sorpresa, mi otra voz dice: *No, yo quiero manejar hasta New Jersey.*

Mientras le sigo insistiendo fuertemente a Patricia de que quiero ser yo la que llegue manejando, me siento decepcionada y sorprendida de mí misma por la reacción tan infantil que acabo de tener ante ella.

Pero a pesar del conflicto interno que siento, estoy empecinada en ganar esta discusión y Patricia al final cede.

Mientras manejo nuestro último trecho, reflexiono sobre este sorprendente e incomprensible comportamiento. Cuando de repente, una emoción intensa que me embarga el corazón, corta mis pensamientos. Acabo de ver el letrero tan esperado que dice en letras enormes: *Welcome to New Jersey.*

CUARTA ETAPA
(1998-Presente)

ANA MARÍA ANDRADE

"El final corona la obra"
2 de julio de 1998

De regreso a New Jersey y, a pesar de que Patricia logró fortalecer su sistema inmunológico, nos reinsertamos atemorizadas y muy cautelosas en esa sociedad de la que habíamos estado ausentes durante estos tres últimos años.

Sin perder tiempo, me concentro en lo más importante: que termine los tratamientos de NAET durante los dos meses que le quedan de vacaciones, antes del comienzo de su nueva vida... sola y sobre todo... lejos de nosotros.

Colby College, la universidad que Patricia seleccionó para seguir sus estudios responde perfectamente a sus necesidades:

- Localizada en el estado de Maine, en las afueras de un pueblito diminuto situado entre el mar y las montañas, se halla lejos de toda contaminación ambiental.

- El comedor universitario ofrece una gran escogencia de comida muy variada y sana.

- Gracias a las cartas médicas del Dr. Rea, no necesitará compartir el cuarto universitario con ninguna compañera. Sola, tendrá mayor control sobre su entorno más inmediato.

- Además, al escoger Biología como una de sus especialidades, el Departamento de Ciencias modificó las clases obligatorias de laboratorio para que no esté en contacto directo con químicos durante los experimentos requeridos.

Patricia pasó los tres años de estudios universitarios sin problemas de salud, graduándose de licenciada en Biología y en Antropología y, con honores.

Una vez más, se graduó el mismo año que sus compañeras de bachillerato. ¡Sólo alguien como Patricia pudo haber logrado semejante hazaña!, reflexiono y me siento orgullosa de ella, mientras la observo subir al podio para recibir su diploma el día de su graduación.

Después de varios meses examinando diversas vías a tomar para su futuro y, basándose en su conocimiento del español y del francés además del inglés, Patricia decide entonces explorar un campo totalmente nuevo para ella: la traducción e interpretación de dichos idiomas.

Transcurrió entonces dos años en el famoso Monterey Institute for International Studies en California hasta lograr este desafío también y, recibió el Máster en traducción de español y francés.

Lo más importante para mí, ¡dos años más en buena salud!

JUNTAS CONTRA EL VIENTO

Pasó más adelante, cuatro meses en Paris (Francia) como traductora de una empresa. Sin embargo, regresó a los Estados Unidos con el deseo de indagar más sobre posibles estudios ulteriores en el campo de la medicina.

Después de un año de intensa investigación, llegó a la conclusión de que su verdadero llamado era en realidad la medicina y se decidió por una nueva carrera: la de enfermería.

Fue aceptada en la prestigiosa Duke University, en Carolina del Norte y, después de año y medio de estudios intensos por el programa acelerado que escogió, logró su nuevo cometido, obteniendo el título de enfermera. Decidió entonces quedarse y establecerse en Carolina del Norte.

Durante toda esta crisis, nunca llegué a imaginarme que nuestra obra tuviese un final jubiloso. Puedo inferir entonces, que el famoso dicho "El final corona la obra", ilustra perfectamente esta cuarta etapa de mis memorias.

El regreso definitivo a New Jersey y el comienzo de una vida saludable para Patricia marcan el final centellante que corona los tres años de vivencias inestables, precarias, extremas e intensas que le truncaron los tres mejores años de su juventud.

ANA MARÍA ANDRADE

"Casa nueva, vida nueva"

Cabe mencionar que nuestro regreso definitivo en 1998 a New Jersey conllevó paralelamente a una serie de cambios para aminorar la contaminación ambiental que nos rodeaba.

Entre ellos, nos mudamos a una casa que construimos siguiendo muchos de los consejos ecológicos recibidos en Dallas y en New Mexico: calefacción por agua caliente y por suelo radiante, casa pintada con pintura a base agua, pisos de madera pulidos con barniz con base agua, estufa eléctrica, ausencia de alfombras y cortinas y aún más importante, el dormitorio de Patricia se construyó lejos del garaje de la casa.

Cada regreso vacacional universitario de Patricia a casa implicaba que el día anterior, yo le hiciera una limpieza de rigor a su dormitorio, cerrado durante un par de meses en su ausencia: tanto las sábanas, como las cobijas, fundas y ropa que tenía guardadas en el closet, pasaban de nuevo por un ciclo entero en la secadora de ropa por muy limpias y secas que estuviesen, para sacudirles cualquier polvo acumulado.

Le pasaba nuevamente la aspiradora al piso, que luego trapeaba con agua mezclada con vinagre blanco y bicarbonato de sodio. Finalizaba la rutina con la sacada del polvo a los pocos muebles de su dormitorio usando una esponja bañada únicamente en agua. Lo mismo hacía con los otros ambientes de la casa: la cocina, el estudio, la sala de la televisión, el comedor y el salón de estar.

Yo sostenía gustosa esa nueva práctica antes de su llegada, ya que en realidad fue el único comentario referente a sus alergias que la escuché hacer en ciertas ocasiones, todos esos años:

«Creo que le estoy reaccionando al polvo de tal o cual cuarto».

Inmediatamente, destellos de recuerdos traumáticos de años anteriores sobre los momentos de desesperanza y angustia vividos por encontrarle un rincón a Patricia, aunque fuese de 2 metros cuadrados donde albergarse libre de toda reacción alérgica, apuñalaban entonces todo mi ser, como escenas de una película de suspenso y terror.

Las últimas semanas en nuestra primera casa en New Jersey, vividas pavorosamente durante la primera etapa de este peregrinar cuando, el peligro de perder a Patricia, nos llevó a tomar la decisión extrema de emprender el viaje inmediato al muy remoto Dallas.

El campamento en Dallas, al final de nuestra segunda etapa, cuando las lluvias incesantes permitieron la aparición de su enemigo acérrimo, el moho, que se incrustó hasta en el interior de las paredes de la casa rodante, empujándonos a huir hacia New Mexico.

JUNTAS CONTRA EL VIENTO

El comienzo de nuestra tercera etapa, cuando me presenté desesperada en la oficina de Sor Carmela en la iglesia de Santa María de la Paz en Santa Fe, pidiéndole ayuda entre lágrimas, porque Helen no nos quería más en su casa y no teníamos dónde refugiarnos.

En el acto, reaccionaba a esas escenas despidiéndolas de mi mente y me concentraba en lo que estaba haciendo, mientras me decía con orgullo y satisfacción:

Si el polvo es la única reacción alérgica que Patricia siente al llegar a casa, me enfrento a un inconveniente tan secundario que, comparado con todos los que hemos enfrentado con anterioridad, es bastante más fácil de resolver.

"Borrón y cuenta nueva"

La fuerza de espíritu, el emprendimiento y la entereza de Patricia salieron así mismo a relucir durante esta nueva y cuarta etapa saludable de su vida.

Durante esos nuevos años de fortaleza y vigor, nunca hizo mención de ningún detalle, objeto, frase o palabra referente a ninguno de los momentos frágiles transcurridos durante su pasada enfermedad. Como si hubiese cerrado el capítulo de esa etapa tan funesta hasta llegar a considerarlo inexistente.

Por nuestro lado, estábamos tan dichosos de haber reanudado nuestras vidas normales, que tampoco sacábamos a relucir el tema.

Anualmente, yo recibía correspondencia de dos miembros del campamento de viviendas ecológicas en Dallas: de Ava, la dueña de la casa rodante "mansión" y, de Madison, la mamá de Charlotte.

Cuando le comentaba a Patricia sobre las cartas recibidas, no obtenía contestación alguna de su parte e interpretaba ese silencio como:

«¡Ya cerré ese capítulo! ¡No deseo hurgar más en él!».

En una ocasión, me vino a la mente el episodio de los tratamientos de sauna que vivimos en Dallas y en otra, el detalle sobre el molde para lasaña que convertí en su instrumento de lectura al taparlo con vidrio. Le pregunté entonces si los recordaba; a lo cual, ella me respondió tanto para el uno como para el otro en enseguida:

«No lo recuerdo».

Yo interpreté cada vez esa frase como índice de que daba por terminada la conversación, que no deseaba hablar del asunto, que era un capítulo cerrado, sin deseo de volver a abrirlo.

Otro índice del cambio en Patricia se observó con el resurgir de su antigua personalidad abierta y sociable que siempre la había caracterizado.

Paralelo a sus estudios, mantuvo una vida muy activa socialmente, rodeándose de numerosas y variadas amistades tanto en Colby College, como en el Instituto de Monterey y en Duke University.

En diversas ocasiones le pregunté por curiosidad si alguna vez les había contado a sus amigos por lo que ella había pasado con sus alergias. Siempre me contestó muy cortamente que no.

Yo concluía entonces para mis adentros:

Perdió ya muchos años importantes para seguir rememorándolos. Ahora tiene toda la vida por delante para disfrutarla en buena salud. Como dicen en mi tierra, "Borrón y cuenta nueva".

Así como Patricia, yo también había enterrado todas estas experiencias convirtiéndolas en simples recuerdos. Sin embargo, año

JUNTAS CONTRA EL VIENTO

tras año me he estado enterando, o por las redes sociales, o por la televisión, o por la radio, o por amistades y familiares, sobre casos de personas en las mismas circunstancias de Patricia, que no han podido resolver su situación por la falta de cooperación de la sociedad que las rodea.

He descubierto que, además de las comunidades de enfermos sensibles al medio ambiente encontradas en Texas y en New Mexico, se hallan también hoy día en ciertas zonas aisladas del desierto de Arizona, grupos de personas reducidas a vivir en su auto. Así como Patricia, no tienen un sistema inmunológico lo suficientemente fuerte que les permita soportar la contaminación que la comodidad de la sociedad moderna conlleva: demasiados químicos y excesiva electricidad.

Muy recientemente, observé casualmente el segmento de un programa en un canal hispano de televisión, a un médico muy famoso en el medio latino que presentaba como caso extraordinario, a una joven como "alérgica a todo lo que la rodea".

La chica estaba pasando por el mismo protocolo de aislamiento a los químicos y usando las mismas precauciones que Patricia había seguido más de 20 años atrás.

Lo más interesante, es que el médico reconoció tener ignorancia total sobre dicha enfermedad y, prometió seguir su investigación al respecto.

Así como con este último caso, he llegado a sentir el impulso urgente de advertirles a esas personas:

- ¡Instrúyanse sobre las repercusiones del uso de los químicos en el ser humano!

- ¡No se den por vencidos!

- ¡Investiguen todas las posibles alternativas!

- ¡No tienen nada que perder y mucho que ganar!

- ¡No se dejen juzgar por esa misma sociedad que los indujo a dicha situación!

- ¡Ahora es cuando sus seres queridos enfermos los necesitan más; no los abandonen!

En cada ocasión me ha parecido estar mirando la retransmisión de la película de nuestras vidas de aquel entonces: desorientadas, ignorantes sobre la sensibilidad a los químicos y su influencia, consideradas en muchas ocasiones como locas por los demás; yo desesperada y Patricia, bajo el agotamiento total de todas sus fuerzas físicas.

A pesar de mi vacilación en aventurarme a publicar estas memorias por la falta de experiencia como escritora, todos los reencuentros contemplados durante estos años, representan en realidad

- 208 -

una gran evidencia que no se puede ignorar. Todas estas circunstancias son señales contundentes que no me permiten olvidar más lo vivido, empujándome a contar nuestra exitosa experiencia, que podría ayudar a muchas personas.

JUNTAS CONTRA EL VIENTO

EPÍLOGO

En innumerables ocasiones, al comentar con conocidos y amigos las batallas llevadas durante esos tres años, me preguntan:

«Entonces, ¿cuál fue la causa de que la salud de tu hija se hubiese deteriorado a tal grado?».

Me encuentro corta de palabras para explicarles que la raíz del problema es mucho más compleja de lo que una palabra pueda acompasar.

Pienso entonces en el sinfín de preguntas que han atiborrado mis innumerables reflexiones todos estos años: *¿Habrá sido causa genética? ¿Circunstancial? ¿Ambiental, además de lentamente progresiva? ¿O las cuatro?*

Paralelamente, destellos de recuerdos que remontan al nacimiento de Patricia, en su mayoría convergen en un causante común: los químicos que la han rodeado toda la vida y, que su frágil y saturado cuerpo al final no pudo combatir más.

Las diferentes fases transcurridas fueron para mí, el camino necesario para vencer esta devastadora enfermedad.

Para comenzar, mi experiencia es un buen ejemplo del dicho: "Se aprende más de los fracasos que del éxito".

Los desafíos presentados durante mi primer año en New Jersey, me forzaron a dar el paso inicial necesario para emprender el camino hacia la sanación de mi hija y cada etapa me preparó para enfrentarme a la siguiente exitosamente.

La primera etapa me ayudó a tomar consciencia de que la Sensibilidad Química Múltiple o Enfermedad Ambiental, le puede ocurrir a toda persona por muy sana que se sienta, incluyendo a mi hija.

La segunda etapa fue en extremo enriquecedora y trascendental. Primeramente, descubrí que hay cuantiosas personas en el mismo estado de mi hija. Además, aprendí que los químicos pueden tener efectos devastadores sobre las personas sensibles a ellos.

Sumado a eso, las experiencias compartidas con una comunidad de marginados sociales debido a una enfermedad causada por la sociedad misma, me ofrecieron en esta segunda etapa el conocimiento profundo y real que jamás habría logrado de otra manera.

Al final y después de numerosos intentos, la humedad fue el único elemento que el Dr. Rea no pudo controlar para ayudarnos exitosamente. Sin embargo y gracias a este revés, pudimos avanzar hacia la tercera etapa.

Asimismo, y, gracias a los cuidados y procedimientos del Dr. Rea, el único que realmente entendía esta enfermedad, Patricia logró limpiar su cuerpo paulatinamente de todos los químicos, cuyos efectos la habían

JUNTAS CONTRA EL VIENTO

perjudicado durante 16 años, rescatando y fortaleciendo su sistema inmunológico débil y casi aniquilado.

La tercera etapa me encaminó a los tratamientos de tres profesionales increíbles: Herman, la Dra. Cruz y el Dr. Lambert. Esta etapa fue exitosa debido a la combinación de sus terapias: TBC, NAET y EMDR que, aún siendo totalmente distintas en su enfoque, fueron el complemento clave para la curación y sanación que el cuerpo de Patricia necesitaba. Gracias ellos, Patricia pudo re-insertarse a la sociedad de la que había tenido que huir durante tres años.

La cuarta y más reciente etapa llena de alegrías y recompensas resultantes de los esfuerzos anteriores, representa el éxito de las batallas luchadas hasta ese momento.

Mientras reflexiono y recuerdo todas las señales recibidas desde el comienzo de este peregrinar lleno de curvas, precipicios, barrancos, subidas y muchas bajadas hasta el día de hoy, no las cambiaría por nada. Me ayudaron a madurar y a enriquecer la vida de manera impresionante.

Tanto así, que en retrospectiva me siento hasta cierto punto agradecida de haber tenido que enfrentarme a estos desagradables y retadores eventos que me abrieron los ojos para entender muchas cosas que de otra forma jamás habría comprendido.

Gracias a su espíritu combativo, Patricia logró vencer diferentes obstáculos que se le presentaron por el camino durante las tres primeras etapas.

Como resultado, los desenlaces más valiosos han sido:

- Aprender a considerar la vida bajo otro prisma, apreciando pequeños aspectos cotidianos que antes daba por sentado.

- No dejarme intimidar por las otras personas que, por ignorancia, nos juzgaron y nos consideraron como perturbadas o maniáticas.

- Contar con el apoyo de la familia y los amigos como componente intrínseco al triunfo de esta batalla.

- Seguir siempre mi propio instinto, que nunca me falló y gracias al cual, logré salvar la vida de mi hija.

- Lo más importante, que hoy día mi hija está felizmente casada y es madre de tres hermosas niñas.

Made in the USA
Middletown, DE
14 November 2021

51737661R00135